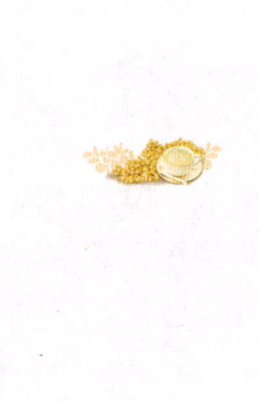

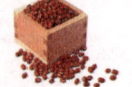

养生豆浆随身查

张明 编著

天津出版传媒集团
天津科学技术出版社

图书在版编目（CIP）数据

养生豆浆随身查 / 张明编著 . —天津：天津科学技术出版社，2013.5（2024.4 重印）

ISBN 978-7-5308-7900-9

Ⅰ . ①养… Ⅱ . ①张… Ⅲ . ①豆制食品—饮料—食物养生—食谱 Ⅳ . ① R247.1 ② TS972.161

中国版本图书馆 CIP 数据核字（2013）第 091934 号

养生豆浆随身查

YANGSHENG DOUJIANG SUISHENCHA

策划编辑：	杨　譞
责任编辑：	孟祥刚
责任印制：	刘　彤
出　　版：	天津出版传媒集团 天津科学技术出版社
地　　址：	天津市西康路 35 号
邮　　编：	300051
电　　话：	（022）23332490
网　　址：	www.tjkjcbs.com.cn
发　　行：	新华书店经销
印　　刷：	鑫海达（天津）印务有限公司

开本 880×1230　1/64　印张 5　字数 176 000
2024 年 4 月第 1 版第 2 次印刷
定价：58.00 元

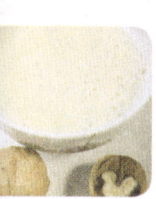
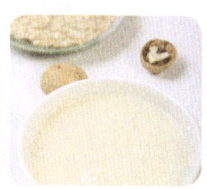
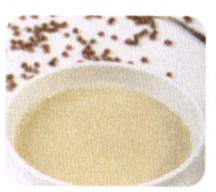
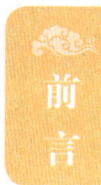

前言

豆浆在中国历史上源远流长，相传为西汉淮南王刘安始创。据说刘安是个大孝子，为了让母亲吃到喜欢的黄豆，专门用泡好的黄豆每天磨成浆给母亲喝。刘母喝了豆浆之后，感觉味美无比，十分喜欢，多年的老病也痊愈了。后来，豆浆就在民间流行开来。

如今，豆浆已成为很多人早餐上的必备饮品，也是一种老少皆宜的营养和保健食品。它含有丰富的植物蛋白、磷脂、维生素、烟酸、铁、钙等营养物质，尤其是其所含的钙，虽不及豆腐，但比其他任何乳类都高，享有"植物奶"的美誉。俗话讲"药补一堆不如豆浆一杯"，作为日常饮品，豆浆还有一定的补益和保健的功效。它含有的大豆皂苷、异黄酮、大豆低聚糖等具有显著保健功能的特殊因子，对高血压、糖尿病、冠心病等患者具有一定的食疗保健作用，并能平补肝肾、防老抗癌、美容润肤、增强免疫力等。因此,豆浆还被称为"心脑血管保健液"和"21世纪餐桌上的明星"。

但是,不同豆浆有不同的食用禁忌和食疗功效,为帮助读者选择和制作适合自己的豆浆,我们编写了这本《养生豆浆随身查》,共介绍了近300种不同口味和功效的豆浆,有原味豆浆、五谷、花草等经典当家豆浆,能强身健体、护心去火的食疗豆浆,养颜、护发、抗衰豆浆,以及适合不同人群、不同季节饮用的豆浆。

本书开本小、内容全、指导清晰、查找方便。对每一款豆浆的营养成分、养生功效、食用方法、食用禁忌进行了介绍,并配有精美的图片,可指导你轻松制作出美味营养的豆浆,是全家人的健康保健必备书。

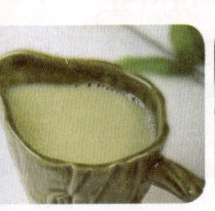
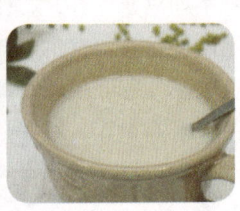
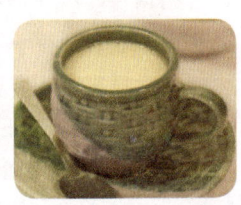

目录

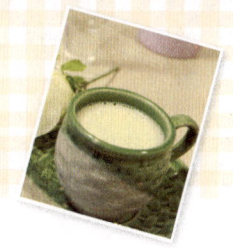

第一章 在家做豆浆,轻松又健康

豆浆怎样喝更科学 2
豆浆并非人人都适宜 6
挑选适合自己的豆浆机 8
豆浆的制作方法 11
制作豆浆应注意的细节 12
喝不完的豆浆如何保存 15
解读豆浆中的八大营养素 16
女人喝豆浆的好处 22
男人喝豆浆的好处 24
老人喝豆浆的好处 26

第二章 经典当家豆浆——又简单又营养

经典原味豆浆 **30**
黄豆浆 "豆中之王"保健康 30
黑豆浆 营养补肾佳品 31

绿豆浆 清热去火 32
青豆浆 护肝、防癌症 33
红豆浆 利尿消水肿 34
豌豆浆 润肠、清宿便 35

五谷干果豆浆 36
花生豆浆 降血脂、延年益寿 36
核桃豆浆 补脑益智 37
芝麻豆浆 改善体虚体质 38
糙米豆浆 适合糖尿病及肥胖者饮用 39
燕麦豆浆 润肠通便好帮手 40
荞麦豆浆 常喝不易肥胖 41
糯米豆浆 健脾暖胃 42
枸杞豆浆 滋补肝肾 43
莲子豆浆 养心安神 44
榛仁豆浆 降低血脂 45

健康蔬菜豆浆 46
黄瓜豆浆 清热泻火又排毒 46
莲藕豆浆 清甜爽口排毒素 47
西芹豆浆 天然的降压药 48
芦笋豆浆 防止癌细胞扩散 49

莴笋豆浆 适宜新妈妈和儿童 50

生菜豆浆 清热提神 51

山药豆浆 控制血糖升高 52

紫菜豆浆 为孕妇补充蛋白质和碘 53

银耳豆浆 阴虚火旺者的滋补佳品 54

芳香花草豆浆 55

玫瑰花豆浆 改善暗黄、干燥肌肤 55

月季花豆浆 疏肝调经 56

茉莉花豆浆 理气开郁 57

金银花豆浆 清热解毒 58

桂花豆浆 温胃散寒 59

菊花豆浆 清心疏散风热 60

百合红豆浆 缓解肺热 61

营养水果豆浆 62

雪梨豆浆 生津润燥 62

草莓豆浆 酸甜美味能美容 63

香桃豆浆 贫血人士的补血浆 64

西瓜豆浆 生津消暑 65

椰汁豆浆 消暑解渴 66

芒果豆浆 补足维生素 67

火龙果豆浆 有效抗衰老 68

另类口感豆浆 69
咖啡豆浆 生津润燥 69
饴糖豆浆 温补脾胃 70
巧克力豆浆 让人心情愉悦 71
松花黑米豆浆 口味独特 72

第三章 豆浆保健方——喝出身体好状态

健脾和胃 74
西米山药豆浆 健脾补气 74
糯米黄米豆浆 提高食欲 75
红薯山药豆浆 滋养脾胃 76
桂圆红枣豆浆 健脾、补血 77

护心去火 78
百合红绿豆浆 夏日养心佳酿 78
小米红枣豆浆 防治夏季突发心脏疾病 79
橘柚豆浆 具有很好的败火作用 80
小米蒲公英绿豆浆 清热去火 81
百合荸荠大米豆浆 润燥泻火 82

补肝强肝 ... 83

- 黑米枸杞豆浆 春季温补肝脏 ... 83
- 葡萄玉米豆浆 护肝、调肝病 ... 84
- 生菜青豆浆 清肝养胃 ... 85
- 青豆黑米豆浆 滋养肝脏 ... 86
- 茉莉绿茶豆浆 疏肝解郁 ... 87

固肾益精 ... 88

- 黑枣花生豆浆 补肾养血 ... 88
- 黑米芝麻豆浆 "养肾好手"强肾气 ... 89
- 桂圆山药核桃黑豆浆 益肾补虚 ... 90
- 木耳黑米豆浆 滋肾养胃 ... 91
- 枸杞黑豆浆 补肾益精、乌发 ... 92
- 黑米核桃黑豆豆浆 改善肾虚症状 ... 93

润肺补气 ... 94

- 木瓜西米豆浆 润肺、化痰 ... 94
- 荸荠百合雪梨豆浆 养阴润肺 ... 95
- 黄芪大米豆浆 改善肺气虚、气血不足 ... 96
- 白果豆浆 补肺益肾、止咳平喘 ... 97
- 糯米杏仁豆浆 调养肺燥、咽干 ... 98

第四章 豆浆养颜方——好身材，好容颜

养颜润肤豆浆 100
茉莉玫瑰花豆浆　滋润肌肤、补充水分 100
香橙豆浆　美白滋润肌肤 101
牡丹豆浆　塑造"国色天香"的美丽佳人 102
红枣莲子豆浆　养血安神、抗衰老 103
红豆黄豆豆浆　排毒美肤 104
薏米玫瑰豆浆　改善面色暗沉 105

美体减肥豆浆 106
薏米红枣豆浆　适宜水肿型肥胖 106
糙米红枣豆浆　有助减肥 107
西芹荞麦豆浆　不易发胖 108
荷叶绿豆豆浆　安全减肥 109
桑叶绿豆豆浆　利水消肿 110

护法乌发豆浆 111
核桃黑豆浆　补肾、乌发、防脱发 111
芝麻核桃豆浆　防治头发早白、脱落 112
芝麻黑米黑豆浆　改善孩子头发稀疏问题 113
芝麻花生黑豆浆　改善脱发、须发早白 114

核桃黑米豆浆 滋阴补肾、护法乌发..................115

抗衰防老豆浆 116

杏仁芝麻糯米豆浆 延缓衰老..................116
黑豆胡萝卜豆浆 抗氧化、防衰老..................117
核桃小麦红枣豆浆 增强免疫力..................118
松仁开心果豆浆 适于老年心血管病患者..................119
紫薯红豆浆 清除自由基、抗老化..................120

排毒清肠豆浆 121

莴笋绿豆豆浆 排毒、去火..................121
芦笋绿豆豆浆 抗毒抗癌..................122
糯米莲藕豆浆 通便又排毒..................123
海带豆浆 排出重金属元素..................124
糙米燕麦豆浆 食物纤维促排毒..................125

补气养血豆浆 126

红枣紫米豆浆 养血安神..................126
花生红枣豆浆 养血、补血可助怀孕..................127
黑芝麻枸杞豆浆 防治缺铁性贫血..................128
山药莲子枸杞豆浆 通利气血..................129
红枣枸杞紫米豆浆 补气养血、补肾..................130

桂圆红豆浆　改善心血不足……131
黑豆玫瑰花油菜豆浆　活血化瘀、疏肝解郁……132

第五章 不同人群豆浆——一杯豆浆养全家

上班族……134

绿茶绿豆浆　消除辐射对脏器功能的影响……134
玫瑰花红豆浆　改善暗黄肌肤……135
南瓜牛奶豆浆　补充体能、提高工作效率……136
核桃大米豆浆　缓解疲劳、增强抗压能力……137
无花果绿豆浆　有很强的抗辐射功效……138

准妈妈……139

红腰豆南瓜豆浆　补血、增强免疫力……139
银耳百合黑豆浆　缓解妊娠反应……140
豌豆小米豆浆　对胎儿和准妈妈都有益……141
芦笋生姜豆浆　补充叶酸……142

新妈妈……143

莲藕红豆浆　去除产妇体内瘀血……143
红枣红豆浆　促进乳汁分泌……144
南瓜芝麻豆浆　让新妈妈恢复体力……145

| 山药牛奶豆浆 | 改善产后少乳现象 | 146 |
| 红豆腰果豆浆 | 促进乳汁分泌 | 147 |

宝宝 148
芝麻燕麦豆浆	适合小宝宝的快速成长	148
燕麦核桃豆浆	促进孩子的大脑发育	149
红豆胡萝卜豆浆	增强孩子的免疫力	150
牛奶绿豆浆	适合1岁半幼儿	151

学生 152
红枣香橙豆浆	给大脑增添活力	152
核桃杏仁绿豆浆	提高学习效率	153
蜂蜜薄荷绿豆浆	提神醒脑	154
荞麦红枣豆浆	提神醒脑	155
榛子杏仁豆浆	恢复学生的体能	156
蜂蜜黄豆绿豆浆	给学生补充营养	157

更年期 158
桂圆糯米豆浆	改善潮热等更年期症状	158
燕麦红枣豆浆	养血安神	159
红枣黑豆豆浆	适合更年期女性饮用	160
莲藕雪梨豆浆	安抚焦躁情绪	161

| 三红豆浆　补血补气、安心安神 | 162 |
| 紫米核桃红豆浆　补肾、补血 | 163 |

老年人 164

五谷酸奶豆浆　营养全面、开胃、助消化	164
豌豆绿豆大米豆浆　防止动脉硬化	165
燕麦枸杞山药豆浆　强身健体、延缓衰老	166
菊花枸杞红豆浆　降低胆固醇、预防动脉硬化	167
清甜玉米豆浆　降低胆固醇、预防高血压和冠心病	168
红枣枸杞黑豆浆　改善心肌营养	169
燕麦山药豆浆　抑制老年斑	170

第六章　四季养生豆浆——因时调养，喝出四季安康

春季饮豆浆：清淡养阳 172

糯米山药豆浆　缓解春季的消化不良	172
竹叶米豆浆　清心、去春燥	173
黄米黑豆豆浆　温补效果明显	174
麦米豆浆　益气宽中	175
芦笋山药豆浆　养肝护肝调理虚损	176
葡萄干柠檬豆浆　活血、预防心血管疾病	177
青葱燕麦豆浆　通便、降低胆固醇	178

| 糙米花生豆浆 | 富含蛋白质和膳食纤维 ..... 179 |
| 薏米百合豆浆 | 清补功效明显 ..... 180 |

夏季饮豆浆：清热防暑 181

绿桑百合豆浆	祛除夏日暑气 181
荷叶绿茶豆浆	清热解暑佳品 182
西瓜红豆豆浆	消暑解渴 183
哈密瓜绿豆豆浆	解暑除烦热 184
菊花绿豆浆	清热解毒 185
椰汁绿豆豆浆	清凉消暑 186
薄荷绿豆豆浆	清凉消暑 187
红枣绿豆豆浆	消暑、补益 188
麦仁豆浆	除热止渴 189
薏米荞麦豆浆	适合阴雨天祛湿时饮用 190
菊花雪梨豆浆	解暑降温 191

秋季饮豆浆：生津防燥 192

木瓜银耳豆浆	滋阴润肺 192
苹果柠檬豆浆	生津止渴 193
南瓜二豆豆浆	降血压、降血脂 194
糙米山楂豆浆	消食、益胃 195
花生百合莲子豆浆	清火滋阴 196

龙井豆浆　清新口感来提神 197

冬季饮豆浆：温补祛寒 198
莲子红枣糯米豆浆　温补脾胃、祛除寒冷 ..198
红糖薏米豆浆　活血散瘀、温经散寒 199
杏仁松子豆浆　和血润肠、温补功效明显 ..200
荸荠雪梨黑豆浆　生津润燥、暖胃解腻 201
燕麦薏米红豆浆　适合全家的冬日暖饮 202
姜汁黑豆浆　适合冬季暖胃 203
香榧十谷米豆浆　消除疳积、润肺滑肠 204

第七章　豆浆食疗方——既能祛病又饱口福

调理中老年常见病 206

·高血压·
薏米青豆黑豆浆　预防高血压 206
西芹黑豆浆　降血压效果好 207
芸豆蚕豆浆　防治心血管疾病 208
桑叶黑米豆浆　改善高血压症状 209

·高血糖·
荞麦薏米红豆浆　降血糖、缓解并发症 210
银耳南瓜豆浆　降低血糖、预防多种并发症 ..211

紫菜山药豆浆 帮助降血糖 212
燕麦玉米须黑豆浆 有效控制血糖 213

· 血脂异常 ·

紫薯南瓜豆浆 降低血胆固醇浓度 214
红薯芝麻豆浆 抑制胆固醇沉积 215
山楂荞麦豆浆 改善血脂量 216
葡萄红豆豆浆 预防高血脂 217
大米百合红豆浆 抑制脂肪的堆积 218
红薯山药燕麦豆浆 降血脂、促消化 219

· 糖尿病 ·

高粱小米豆浆 适合胃燥津伤型糖尿病 220
燕麦小米豆浆 既降血糖又增营养 221
紫菜南瓜豆浆 防治糖尿病 222
黑米南瓜豆浆 适合糖尿病患者的膳食调养 ..223

改善呼吸系统症状 224

· 咳嗽 ·

银耳百合豆浆 缓解肺燥咳嗽 224
银耳雪梨豆浆 适合干咳症状 225
荷桂茶豆浆 止咳化痰 226
杏仁大米豆浆 润肺止咳 227

· 哮喘 ·

豌豆小米青豆浆 适宜哮喘患者 228

百合莲子银耳绿豆浆　清肺润燥、止咳消炎......229
菊花枸杞豆浆　辅助治疗哮喘的佳品......230
百合雪梨红豆浆　润肺止咳......231

·鼻炎·
红枣山药糯米豆浆　增强抵抗力，祛除鼻炎......232
洋甘菊豆浆　缓解过敏性鼻炎......233
白萝卜糯米豆浆　抑制鼻炎复发......234
桂圆薏米豆浆　缓解过敏性鼻炎......235

缓解消化系统症状......236

·厌食·
芦笋山药青豆豆浆　增加食欲、助消化......236
山楂绿豆浆　炎夏的开胃佳饮......237
莴笋山药豆浆　刺激消化液分泌......238
白萝卜青豆豆浆　健脾益胃、下气消食......239

·便秘·
苹果香蕉豆浆　改善便秘症状......240
玉米小米豆浆　适宜肠胃虚弱的便秘患者......241
黑芝麻花生豆浆　润肠通便......242
薏米燕麦豆浆　缓解老年人便秘......243

·胃病·
大米南瓜豆浆　养护脾胃......244
红薯大米豆浆　养胃去积......245

| 莲藕枸杞豆浆 | 温补脾胃 | 246 |
| 桂花大米豆浆 | 暖胃生津 | 247 |

·肝炎、脂肪肝·

玉米葡萄豆浆	预防脂肪肝	248
银耳山楂豆浆	促进胆固醇转化	249
荷叶青豆豆浆	预防脂肪在肝脏堆积	250
苹果燕麦豆浆	辅助治疗脂肪肝	251

赶走皮肤困扰 252

·痘痘·

黑芝麻黑枣豆浆	调理粉刺皮肤	252
绿豆黑芝麻豆浆	防治脸上粉刺	253
薏米绿豆浆	适用于油性皮肤	254
海带绿豆浆	青春期的防痘饮品	255

·雀斑、黄褐斑·

木耳红枣豆浆	调和气血、治疗黄褐斑	256
黄瓜胡萝卜豆浆	淡化黑色素	257
玫瑰茉莉豆浆	适合颜色发青的黄褐斑	258
山药莲子豆浆	适合颜色发黄的黄褐斑	259

·湿疹·

薏米黄瓜绿豆浆	排出体内湿气	260
苦瓜绿豆浆	祛湿止痒除湿疹	261
莴笋黄瓜绿豆浆	缓解湿疹症状	262

防治骨关节疾病 263
·关节炎·
核桃黑芝麻豆浆　预防关节炎等疾病 263

薏米西芹山药豆浆　缓解关节肿胀 264

苦瓜薏米豆浆　改善类风湿性关节炎 265

木耳粳米黑豆浆　强身壮骨 266

·骨质疏松·
黑芝麻牛奶豆浆　预防骨质疏松 267

核桃黑枣豆浆　补钙、预防骨质疏松 268

海带黑豆豆浆　补益肾气防骨病 269

木耳紫米豆浆　预防骨质疏松 270

·缺钙·
麦枣豆浆　补钙强身 271

芝麻花生黑豆浆　补肾益气来补钙 272

紫菜虾皮豆浆　促进钙吸收 273

紫菜黑豆豆浆　促进骨骼生长 274

轻松改善亚健康状况 275
·头痛·
香芋枸杞红豆浆　口感好的"止痛药" 275

西芹香蕉豆浆　心情愉悦头不痛 276

生菜小米豆浆　镇痛止痛、清热提神 277

·失眠·

核桃花生豆浆　安神助眠 278

百合葡萄小米豆浆　提高睡眠质量 279

红豆小米豆浆　抑制中枢神经兴奋度 280

南瓜百合豆浆　抗抑郁、安神助眠 281

·身体困乏·

杏仁花生豆浆　补充体能、缓解疲劳 282

腰果花生豆浆　消除身体疲劳 283

榛仁葡萄干豆浆　补充体力 284

附录　养生豆浆常用食材功效速查

黄豆 286

黑豆 286

红豆 287

绿豆 287

小麦仁 288

薏米 288

粳米 289

黑米 289

燕麦 290

玉米 290

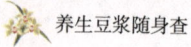

高粱	291
核桃	291
甜杏仁	292
腰果	292
榛子	293
栗子	293
松子	294
开心果	294
花生	295
黑芝麻	295

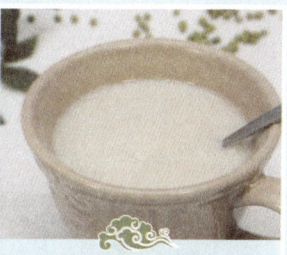

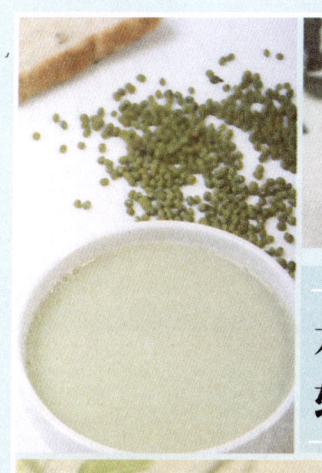

第一章
在家做豆浆，轻松又健康

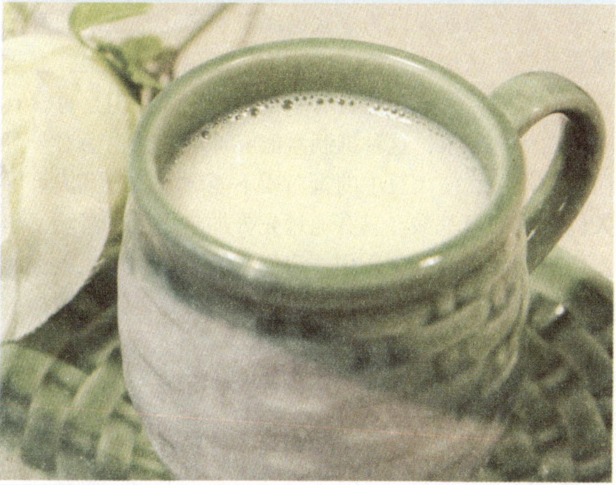

豆浆怎样喝更科学

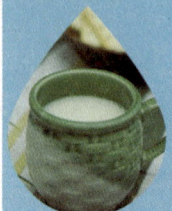

豆浆营养非常丰富,且易于消化吸收,是很多人喜欢的一种饮品。不过,豆浆在饮用的时候也有一些需要注意的事项,如果选择了错误的方式,不但对身体无益,还有可能损害人体健康。

1. 忌喝未煮熟的豆浆

有的人喜欢买生豆浆,自己回家加热,加热时看到豆浆开始沸腾就误以为豆浆已经煮熟。这是豆浆的有机物质受热膨胀形成气泡造成的上冒现象,实际上,豆浆并没有煮熟。大豆虽然含有丰富的蛋白质,但是也含有胰蛋白酶抑制素,这种抑制素能够抑制胰蛋白酶对于蛋白质的作用,使大豆中的蛋白质不能顺利被分解成可供人体吸收的氨基酸。只有通过充分加热之后,消除了胰蛋白酶抑制素的抑制作用,我们才能真正利用大豆中的蛋白质。生豆浆中含有皂苷,如果未熟透就进入人体,容易刺激胃肠黏膜,使人出现恶心、呕吐、腹泻等症状。那么怎样的豆浆才算是煮熟的呢?实际上,生豆浆在加热到80~90℃时就会沸腾,这样的温度还不能破坏生豆浆中的皂苷,所以最好在豆浆沸腾之后再煮3~5分钟。

2. 忌冲红糖

豆浆中加上一些红糖,喝起来味道更加香甜,不过因为红糖中含有机酸,而有机酸在同豆浆中的蛋白质结合后,会产生"变性沉淀物",不利于人体吸收,降低了营养价值。所以,豆浆中忌冲红糖,可以用白糖或冰糖代替。

3. 忌在豆浆里打鸡蛋

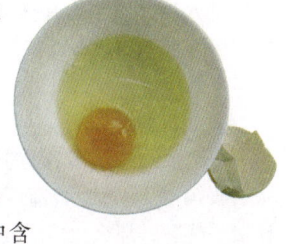

有的人喜欢用豆浆冲生鸡蛋,认为这样一下子就补充了两种营养成分,更为健康。其实,尽管二者都含有丰富的蛋白质,但是这种饮用的方式并不科学。原因在于,生鸡蛋清中含有一种黏液性蛋白,在冲鸡蛋的过程中,豆浆中所含的胰蛋白酶抑制素会使胰蛋白酶和黏液性蛋白相结合,生成复合蛋白。这种复合蛋白不易被人体分解、吸收。同时,鸡蛋中蛋白部分含有的抗生物素蛋白与蛋黄部分中的生物素结合,会生成一种无法被人体吸收利用的新物质。用豆浆冲鸡蛋的吃法不仅不能提高营养价值,反而在一定程度上降低了豆浆和鸡蛋中原有的营养成分。因此,豆浆和鸡蛋还是分开吃为宜。不过,煮熟后的鸡蛋可以搭配热豆浆,两者同食不会中毒。

4. 忌装保温瓶

豆浆的蛋白质含量丰富,在煮沸后如果放在保温瓶里保存,当瓶内温度下降到适宜细菌生长时,瓶内的上部空气里的许多细菌就会将豆浆当成培养基地,而大量繁殖起来。一般而言,3~4个小时后,保温瓶内的豆浆就会变质。如果喝了这样的豆浆,人就会出现腹泻、消化不良或食物中毒。另外,豆浆里的皂素能够溶解暖瓶里的水垢,喝了对身体健康不利。所以,豆浆在煮沸后应该立即食用或者在低温下保存。

5. 忌喝超量

一次喝豆浆过多容易引起蛋白质消化不良,出现腹胀、腹泻等不适症状,而且如果因为豆浆好喝,就"一杯接一杯",那么很可能使体重增加。

6. 忌空腹饮豆浆

豆浆中的蛋白质大多会在人体内转化为热量而被消耗掉,所以豆浆不宜空腹饮用,否则豆浆不能充分起到补益作用。在喝豆浆前,最好能够先吃些面包、糕点、馒头等淀粉类食品,这样就可以使豆浆和蛋白质等在淀粉的作用下同胃液充分地发生酶解,令营养物质被充分吸收。

7. 忌与牛奶同煮

牛奶和豆浆的营养价值都很高,所以有人认为,将牛奶和豆浆一起煮后饮用,能够更好地吸收营养,事实上这样的做法是错误的。原因在于,豆浆中含有的胰蛋白酶抑制素,对胃肠有刺激作用,还能抑制胰蛋白酶的活性。它们只有在100℃的环境中,经过数分钟的熬煮后才能被破坏,否则,人若食用了未经充分煮沸的豆浆,容易出现中毒;但是,牛奶如果在这样的温度下持续煮沸,其含有的蛋白质和维生素就会遭到破坏,影响到营养价值,实际上是一种浪费。所以,豆浆和牛奶不宜同煮。

但是这并不是说牛奶不能和豆浆搭配,实际上从营养学的角度来看,二者具有较强的互补性。比如,牛奶中富含维生素 A,而豆浆中不含有这种营养素;牛奶中维生素 E 和维生素 K 比较少,但这两种维生素在豆浆中比较多;牛奶中不含有膳食纤维,而豆浆中含有大量可溶性纤维;牛奶中含有少量饱和脂肪和胆固醇,而豆浆含有少量不饱和脂肪,以及降低胆固醇吸收的豆固醇。因此,只要注意不将二者一起煮食,牛奶和豆浆还是不错的营养搭配。

8. 忌与药物同饮

豆浆不能同药物,尤其是不能同抗生素类的药物同饮,比如红霉素等。因为有些抗生素类药物会破坏豆浆里的营养成分,同时豆浆中所含的铁、钙质,会使药物药效降低或者失效。

豆浆并非人人都适宜

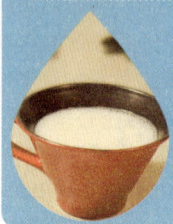

豆浆受到大家的喜爱,是因为豆浆对身体的好处多多,它含有丰富的维生素、矿物质和蛋白质,对我们的健康很有益处。不过,豆浆并不是谁都适合喝,有的人饮用后对身体健康还会造成损害。

1. 胃寒的人不宜喝豆浆

中医认为,豆浆是属寒性的,所以那些胃寒的人,比如吃饭后消化不了,容易打嗝、嗳气的人不宜饮用。脾虚之人,有腹泻、胀肚的人也不宜饮用。

2. 肾结石患者不宜喝豆浆

豆类中的草酸盐可与肾中的钙结合,易形成结石,会加重肾结石的症状,所以肾结石患者不宜食用。

3. 痛风患者不宜喝豆浆

现代医学认为,痛风是由嘌呤代谢障碍所导致的疾病。黄豆中富含嘌呤,且嘌呤是亲水物质,因此,黄豆磨成豆浆后,嘌呤含量比其他豆制品要多出几倍。正因如此,豆浆不适宜痛风病人饮用。

4. 乳腺癌高危人群不要大量喝豆浆

豆浆中的异黄酮对女性身体有保健作用，但是如果摄入高剂量的异黄酮素不但不能预防乳腺癌，还有可能刺激到癌细胞的生长。所以，有乳腺癌危险因素的女性最好不要长期大量喝豆浆。

5. 贫血的人不宜长期喝豆浆

黄豆与其他保健食材搭配，虽然有利于贫血患者的健康，但是因为黄豆本身的蛋白质能阻碍人体对铁元素的吸收，如果过量地食用黄豆制品，黄豆蛋白质可抑制正常铁吸收量的90%，人会出现不同程度的疲倦、嗜睡等缺铁性贫血症状。所以，贫血的人不要长期过量喝豆浆。

实际上，豆浆的养生作用是有目共睹的，但是我们不能因此而"神话"豆浆，也不能因为豆浆的一些副作用而谈其色变。毕竟长期过量摄入豆浆，才会出现不良作用，一般人的正常饮用是不会出现问题的。成年人每次饮用250～350毫升豆浆，儿童每次饮用200～230毫升，属于正常的饮用量。

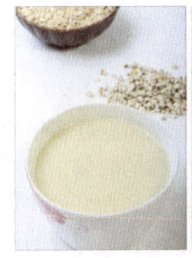
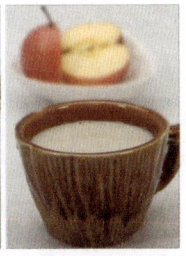

挑选适合自己的豆浆机

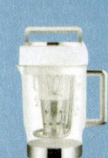

一杯好喝的营养豆浆，离不开家用豆浆机的帮忙。面对着市场上形形色色的豆浆机，如何选择自己理想的那一款呢？下面介绍几个挑选豆浆机时的注意事项，希望可以帮助大家选到心仪的豆浆机。

1. 豆浆机的容量

根据家庭的人口数量选择豆浆机容量，一般而言，家里是 1~2 口人的，可以选择 800~1000 毫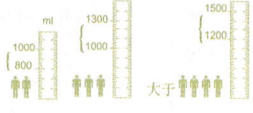
升，家里是 2~3 人的，可以选择 1000~1300 毫升，家中人口在 4 人以上的，豆浆机的容量可以选择 1200~1500 毫升。

2. 看品牌选择豆浆机

名牌豆浆机一般都经过多年的市场检验，所以在性能上比较完善。有的时候，消费者贪图便宜买的产品质量不好，又得不到良好的售后服务，徒增烦恼。另外，还要看厂家是否为专业的豆浆机品牌，有些产品并非自产而是从其他处购得产品后直接贴上自己的牌子，这样的产品质量保障可能会成为问题。所以，为了放心一些，豆浆机购买时宜选专业的品牌豆浆机。

3. 检查豆浆机的安全性能

大家之所以在家自己用豆浆机做豆浆，恐怕多是因为这样的豆浆喝起来更安全。既然如此，对于机器的安全性更是不能忽视。在挑选豆浆机时，一定要检查电源插头、电线等，还要注意机子是否有国家级以上质量安全体系认证的产品，如3C认证、欧盟CE认证等。

4. 注意机器的构造和设计

（1）看豆浆机的刀片和电机是否合理决定着豆子的粉碎程度，也决定了出浆率的高低，影响着豆浆的营养和口味。好的刀片应该具有一定的螺旋倾斜角度，当刀片旋转起来的时候，能够形成一个碎豆的立体空间，因为巨大的离心力甩浆，还能将豆中的营养充分释放出来。平面刀片只是在一个平面上旋转碎豆，碎豆的效果不是很好。

（2）看豆浆机的加热装置，宜选择加热管下半部是小半圆形的豆浆机，这样

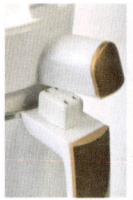
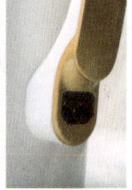

更易于洗刷和装卸网罩。对于厂家而言,这样的加热管技术难度大、成本高。有的豆浆机加热管下半部是大半圆形,不建议选择。

(3)有网罩的豆浆机,还需要看网罩的工艺技术。好的网罩网孔按人字形交叉排列,密而均匀,孔壁光滑平整,劣质的网罩做不到这一点。选购时可以举起网罩从外往里看,如果网罩的透明度高、网孔的排列有序则属于优质网罩。

(4)看豆浆机是否采用了"黄金比例"设计,豆量与水量的比例、水的温度、磨浆时间、煮浆时间等因素的组合是否达到最佳效果,豆浆需要在第一次煮沸后再延煮4~5分钟最为理想,如果延煮时间太短则豆浆煮不熟,太长则易破坏豆浆中的营养物质。

(5)看豆浆机的特殊功能有无必要,有的豆浆机宣称能够保温存储,有的豆浆机则直接在机内用泡豆水打浆,有的建议打干豆……实际上,豆浆在存储的时候,都需冷藏保存,否则极易变质。那些利用定时功能直接用泡豆水磨浆的,既不卫生又很难喝;而直接用干豆做出的豆浆,则会影响大豆营养的吸收。所以说大家在选择豆浆机的时候,不要被那些五花八门的功能所迷惑,以免买到不合适的产品。

豆浆的制作方法

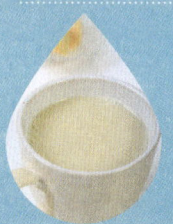

厨房小家电的便利，使我们在家能够轻轻松松制作豆浆。如果你有一台家用豆浆机，那么就可以参照我们下面的方法来制作豆浆了。

第一步，精选豆子。豆子等谷物是我们在做豆浆时的基本材料。在做豆浆前，我们首先要挑出坏豆、虫蛀过的豆子以及豆子中的杂质和沙石，保证豆浆的品质。

第二步，浸泡豆子。先清洗豆子和米等谷物，然后进行充分的浸泡。一般而言，豆子的浸泡时间在6~12个小时即可，夏季的时候，时间可缩短，冬季则适当延长。时间要掌握好，如果太长，黄豆会变馊，以黄豆明显变大为准。米类谷物在2~6个小时的浸泡时间比较合适。

第三步，磨豆浆。磨豆浆非常容易，直接按照豆浆机中附带的说明就可以了。先将泡发后的豆子放入豆浆机，然后加入适量的水，再启动豆浆机。十几分钟或20分钟后，香浓美味的豆浆就做好了。

制作豆浆应注意的细节

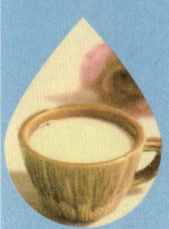

用豆浆机制作豆浆,已经成为不少家庭每天必不可少的一个环节。不过虽然豆浆在制作的时候比较方便,但是如果忽视了一些细节,豆浆的口感和营养价值就会大打折扣。现在我们就来看看制作豆浆的时候,都需要注意哪些细节吧。

1. 做豆浆前一定要泡豆

有的人认为泡豆耽误时间,所以喜欢直接用豆浆机中的干豆功能,干豆做成的豆浆偶尔喝之尚可,经常喝不利于身体健康。为什么这样说呢?大豆外层的膳食纤维不能被人体消化吸收,它妨碍了大豆蛋白被人体吸收利用。如果充分地泡大豆,能够软化它的外层,在大豆经过粉碎、过滤、充分加热的步骤后,人体对大豆营养的消化吸收率提高了不少。另外,豆皮上附有一层脏物,不经过充分地浸泡很难彻底洗净。而且,利用干豆做出的豆浆无论在浓度、营养吸收率、口感和香味上,都不如用泡豆做出的豆浆好。所以,泡豆可以说是做豆浆时必不可少的一步,这样既能提高大豆粉碎效果和出浆率,而且还卫生健康。

2. 泡豆的时间不可一成不变

泡豆的时间如果室温在20~25℃时，12个小时足以让大豆充分吸水，如果延长时间也不会获得好的效果。不过，在夏天温度普遍高的时候，豆子浸泡12小时很可能会发霉，带来细菌过度繁殖的问题。所以，最好能放在冰箱中，在4℃的冰箱里泡豆12小时，相当于室温下浸泡8小时的效果。如果是冬天，室内温度较低，可以在20~25℃下浸泡12小时，适当延长大豆的浸泡时间。

3. 泡豆的水不能直接做豆浆

有的人直接用豆浆机浸泡豆子，在进行充分浸泡后为了图省事，直接用泡豆水做豆浆。这种方法倒是方便了，但对健康是很不利的。浸泡过大豆的人都知道，大豆在水中浸过一段时间后，会令水的颜色变黄，而且水面上还浮现出很多水泡。这是因为大豆的碱性大，在经过浸泡后发酵就会引起这种现象。尤其是夏天泡过大豆的水，更容易滋生细菌，发出异味。用泡豆水做出的豆浆，不但有碱味，而且也不卫生，人喝了之后有损健康。所以，做豆浆不宜直接用泡豆水，不但如此，大豆在浸泡后还要用清水清洗几遍，去掉黄色的碱水。

4. 美味豆浆需要细磨慢研

很多人喜欢喝豆浆，不仅是因为它有丰富的营养，还因为它有润滑浓郁的口感。不过，有的人发现自己用豆浆机打出的豆浆没有那么香浓，实际上研磨时间的长短是影响豆浆营养和口感的一个重要细节。传统制作豆浆的方法是用小石磨一圈一圈地推着磨豆子，磨的时间越长，豆子研磨得越细，大豆蛋白的溶出率就越高，豆浆的口感也比较爽滑。现在一般家用的豆浆机，多是用刀片"磨"豆，一次难以打到很细，这样大豆蛋白质溶解不出来，口味就会变得寡淡。所以，在打豆浆的时候如果发现口味不浓，可以选择多打几次来实现石磨研磨的效果。

5. 美味豆浆需要细磨慢研

大豆特有的豆腥味在用豆浆机自制豆浆的过程中难以祛除，这无疑影响了豆浆的口感。对这个难题，专家也有妙方，选择一个干净的医用纱布，将煮好的豆浆通过纱布过滤到杯子中，这样不仅可以过滤残留豆渣，还可以减轻豆浆中的豆腥味。

豆渣中含有丰富的食物纤维，有预防肠癌和减肥的功效，如果扔掉太可惜，我们可以将滤出的豆渣添加作料适当加工一下，就能变废为宝，做成各种可口的美食。豆渣的豆腥味如何去掉呢，在这里告诉大家一个简便方法。可以将豆渣用纱布包好，放入高汤中煮 5 分钟，捞出挤干水分就能去除豆腥味。

喝不完的豆浆如何保存

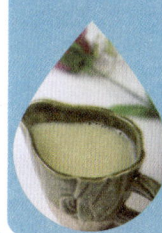

因为食品安全问题的频繁发生,豆浆机成了老百姓生活中炙手可热的家用电器。不过,很多人发现自家买的豆浆机一次制作的量,往往都喝不完,以至于造成了不必要的浪费。那么,有没有什么好办法能将豆浆保存的时间更长一些呢?

第一,需要准备一个或两个密闭的洁净容器,比如太空瓶或者罐头瓶。

第二,每次需要用沸水将器皿烫一下杀菌,然后将煮沸后的豆浆分别倒入器皿中。留出五分之一的空隙,将盖子松松地盖上,不要拧紧。

第三,稍微放几秒钟的热气,就可以将盖子拧到最紧。然后在屋内让其自然冷却。

第四,等豆浆冷却后,再将它放入冰箱的冷藏层中。这样就可以储藏两三天了。

这种保存方式的原理是,先用高温将豆浆中的细菌杀死,然后趁热放入杀过菌的瓶内,盖上盖子等待冷却。瓶子里的空气在冷却后收缩形成负压,使瓶子密封得很严实,这样瓶内的细菌杀掉了,外面的细菌又进不去,豆浆就可以更卫生一些。

解读豆浆中的八大营养素

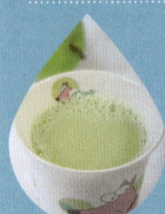

豆浆的营养价值很高,是其他食物无法比拟的,更为可喜的是豆浆中的胆固醇含量几乎等于零。豆浆中主要有八大营养素,现在就分别介绍一下这八大营养素对我们身体的健康作用。

1. 大豆蛋白质

大豆蛋白是大豆的最主要成分,含量约为38%以上,是谷类食物的4~5倍。大豆蛋白质属于植物性蛋白质。它的氨基酸组成与牛奶蛋白质相近,除了蛋氨酸含量略低外,其余必需的氨基酸含量都很丰富,在营养价值上,可与动物蛋白相媲美。另外,大豆蛋白在基因结构上也最接近人体氨基酸。就平衡地摄取氨基酸而言,豆浆可算是最理想的食品。

2. 皂素

有的豆浆喝起来总是带着少许的涩味,其实这种涩味就是皂素造成的。

皂素有一个最明显的效果,就是能够抗氧化,即抑制活性氧的作用。同时,皂素还能补助体内的抗氧化物质，所以能够产生强力的抗氧化作用。对于女性来说，皂素可以说是女人追求美丽的好帮手，因为皂素能够预防因为晒太阳造成的黑斑、雀斑等皮肤的老化症状。

另外，大豆皂素还具有乳化作用，引起油水混合，并且促进食物纤维吸附胆汁酸，降低体液中的胆固醇值。它还能减少甘油三酯、防止肥胖，对预防动脉硬化也有效果。

3. 大豆异黄酮

豆浆中的大豆异黄酮与雌激素的分子结构非常相似，能够与女性体内的雌激素受体相结合，对雌激素起到双向调节的作用，所以又被称为"植物雌激素"。

研究发现，亚洲人（尤其是日本人）乳腺癌、心血管疾病、更年期潮热的发病率明显低于欧美等国，一个很重要的原因就是东西方不同的膳食结构使得亚洲人有机会摄取到更多的豆制品。也就是说大豆异黄酮摄入的差异，是导致东西方疾病发病率不同的主要原因。

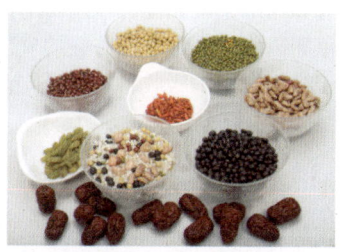

另外，大豆异黄酮还可与骨细胞上的雌激素受体结合，减少骨质流失，同时

促进机体对钙的吸收,以增加骨密度,从而预防和改善骨质疏松症。另外,多饮用富含大豆异黄酮的豆浆有益于预防和辅助治疗阿尔茨海默病。

4. 大豆卵磷脂

"大豆卵磷脂"是大豆所含有的一种脂肪,为磷质脂肪的一种。卵磷脂主要存在于蛋黄、大豆、动物内脏器官。作为一种保健品,卵磷脂曾经在20世纪70年代风行于美国和日本,它的化学名为磷脂酰胆碱。因为卵磷脂健脑强身以及防止衰老的特殊功效,长期以来,在保健食品排行榜上位居首位。

大豆卵磷脂,顾名思义,从大豆中提取,可谓"精华之中的精华"。因为大豆卵磷脂取之于食品,不会产生任何不良作用。据世界卫生组织(WHO)专门委员会报告:食用卵磷脂比食用维生素更安全。一般而言,如果一个人每天食用5~8克的大豆卵磷脂,坚持2~4个月,就可降低胆固醇,并且没有任何副作用。假如与维生素E配合使用,不仅维生素E可以防止大豆卵磷脂中不饱和脂肪酸的氧化,而且卵磷脂也有助于维生素E的吸收,效果更佳。

5. 脂肪

大豆约含有20%的脂肪。一提起脂肪,很多人都会想到肥胖,而不敢去碰它。其实大豆所含的脂肪称为不饱和脂肪，乃是身体所必需的物质。这些不饱和脂肪中，有很多种是人体所无法生成的，所以必须时常摄取。

大豆中的不饱和脂肪酸，主要有亚油酸、亚麻酸、油酸等。

亚油酸与亚麻酸是必需脂肪酸，是对人体很重要的物质。亚油酸对于儿童大脑和神经发育，以及维持成年人的血脂平衡、降低胆固醇，都发挥着更重要的作用。如果亚油酸缺乏，将使生长停滞、体重减轻、皮肤成鳞状并使肾脏受损，婴儿可能患湿疹；亚麻酸则能起到降低血液黏稠度，促进胆固醇代谢，提高智力等作用。

虽然亚油酸和亚麻酸对人体很重要，但是它们很容易氧化。所幸豆浆含有丰富的维生素E，能够防止细胞的氧化。另外，亚油酸也能够减少有害人体的胆固醇。由此就不难明白为何大豆的脂肪是对人体很有益处的。

6. 寡糖

豆浆即使不加糖，也有一股淡淡的香味，这其实就是寡糖的作用。大豆的寡糖只存在于成熟的豆子里面，所以豆芽菜与毛豆并不含有寡糖。

寡糖对肠道非常有益处，而豆浆也含有丰富的寡糖。寡糖可作为体内比菲德氏菌等有益菌生长繁殖的养料，而压抑有害菌种的生存空间，促成肠道菌群生态健全。如此可增加营养的吸收效率，减少肠道有毒素的产生，延缓老化、维持免疫机能、减少肠道生长及恶性肿瘤的危险。和乳酸菌、膳食纤维等物质一样，它也是整肠、体内环保、促进正常排便的好帮手。

7. B族维生素、维生素E

大豆所含有的B族维生素和维生素E十分丰富。B族维生素由八种水溶性维生素所组成：维生素B_1、维生素B_2、烟碱酸、维生素B_6、叶酸、维生素B_{12}、泛酸、生物素。维生素B_1是葡萄糖代谢成热量过程中重要的辅酵素，如果缺乏维生素B_1，葡萄糖的新陈代谢就会受阻，热量的供应就会出问题。

维生素B_2在保持健康的皮肤与黏膜方面担任着很重要的任务，如果缺乏，会造成口角、舌头与眼睛的病变。有些研究还认为学童近视与缺乏维生素B_2有关。

维生素E也号称为保持年轻的维生素，它最重要的生理功能就是抗氧化的能力。人体需要氧气燃烧养料产生热量，但如果氧化的过程控制不当，就会产生自由基，伤害细胞。维生素E能有效地消除自由基，防止体内的氧化，所以对预防生活习惯病，阻止皮肤的老化很有功效。

8. 矿物质类

海藻、海带、裙带菜等含有丰富的矿物质,这是众所周知的。实际上,豆浆中也含有丰富的矿物质。其中,钾能够促进钠的排泄,调整血压。镁能够促进血管、心脏、神经等的活动,植物性的铁难以被身体所吸收,但是豆浆的铁例外,它很容易被吸收,同时又能够帮助氧气的供给。

从上面对豆浆营养成分的分析中,我们能够看出豆浆中所含的各种成分对人体健康都有良好的效果。如果单独摄取这些成分,可能要耗费很多的时间,但是,一杯简简单单的豆浆就可以帮助我们一次性地摄取多种成分。需要注意的是,想要均衡营养,只喝一两次豆浆是不够的,它需要长期持续地喝下去才能见效。

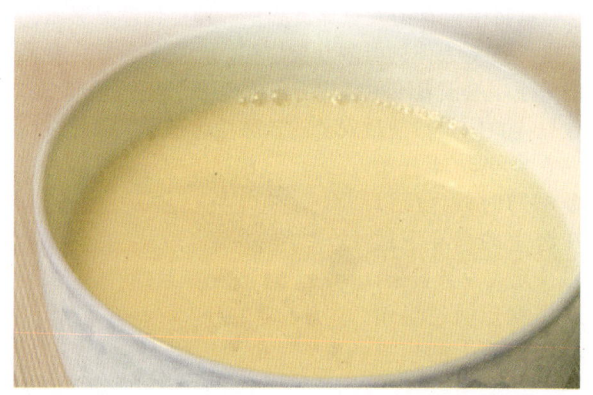

女人喝豆浆的好处

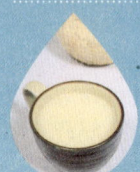

医学研究表明,女性延缓衰老的关键时期是36岁以后。因为从这个年龄开始,体内雌激素含量下降,而雌激素是女性风采的生命线。

如何为女人补充雌激素呢?激素替代疗法一直是全球普遍采用的延缓女性衰老,缓解更年期综合征的方法。不过,在2002年时因其所产生的副作用,美国国立卫生研究院宣布终止一项激素替代疗法。实际上,喝豆浆就可以起到呵护女性魅力和健康的作用。

豆浆中含有的大豆异黄酮是一种植物性雌激素,它的结构与人体的雌激素极为相似,而雌激素在女人的一生中扮演着不可替代的角色。人们经过研究发现,大豆异黄酮是目前最安全的外源性雌激素。因此,女性在卵巢功能开始萎缩的时候,可以在医生的指导下适时补充大豆异黄酮,这样就能通过生殖器官细胞上的信息

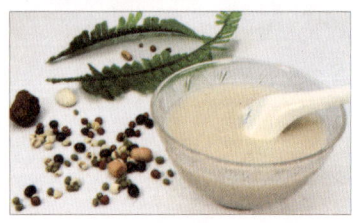

分子来提高生殖器官活性,以此延缓卵巢萎缩,预防子宫肌瘤等疾病。如果在女性体内补充了雌激素,就会使体内的内分泌系统、神经系统、免疫系统维持正常的相互作用,令女性精力充沛、坚强自信、充满愉快的感觉。

正因如此,有人将豆浆誉为女人最完美的食物且备受女人的青睐。豆浆具有超强的抗氧化作用,可清除体内自由基、提高抗氧化酶的活力,为肌肤注入再生动力,帮助女人扫除皮肤粗糙、暗沉的困扰,使肌肤更细腻光滑,散发迷人魅力!

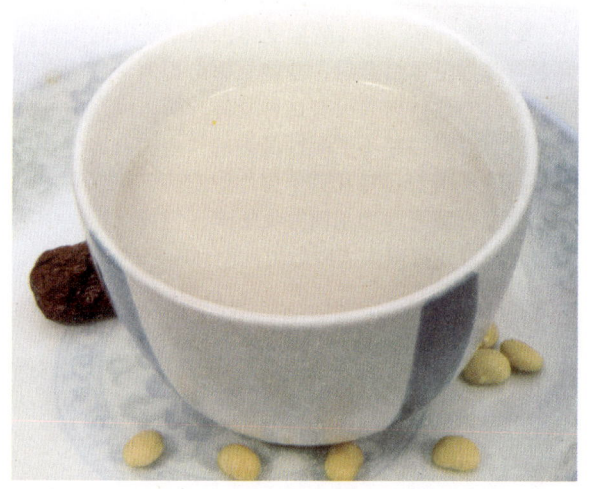

男人喝豆浆的好处

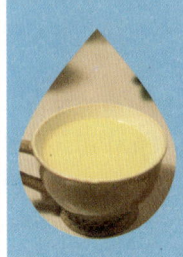

豆浆中因为含有"大豆异黄酮"这种雌激素,有的男人担心喝了之后会出现乳房发育、不长胡子、变娘娘腔等女性化特征,而且还会影响到自己的男性功能,所以拒绝饮用。其实,豆浆对男性不利的说法并没有科学依据,适当吃大豆对男性有益无害。

女性体内有一种雌激素受体,当豆浆中的大豆异黄酮与这种受体结合后,才能发挥出类似于雌激素的作用。但男性体内并没有这种受体,所以豆浆内的大豆异黄酮对男性起不了雌性激素的作用。就男性性功能而言,英国曾经对几百个男性做实验,结果发现,摄入豆浆后对男性性功能并无影响。相反,豆类中的植物雌激素还可以大大降低男性前列腺癌的发生率。

豆浆营养丰富,营养价值可以与牛奶媲美,男人喝非常有好处,尤其是对于中老年人,更有预防中风、维持心血管健康、改善肠道功能、保持青春活力的保健功效。对于年轻男性而言,植物雌激素摄入量高的时候,对于雄激素有轻微的抑制作用,这时喝入豆浆

第一章
在家做豆浆,轻松又健康

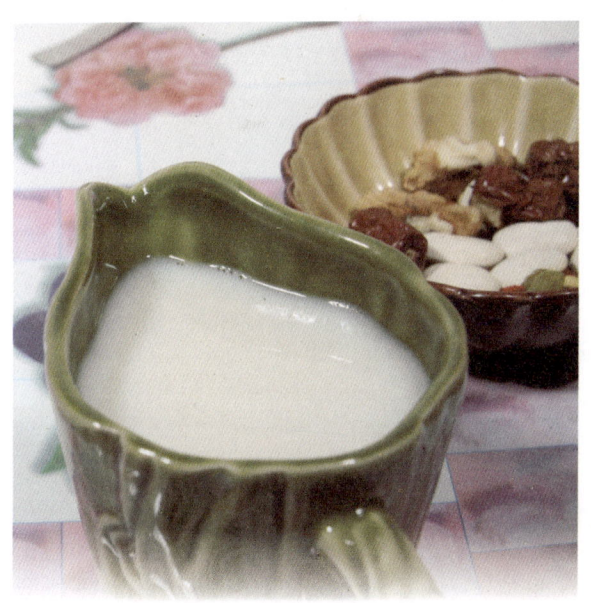

能在一定程度上减轻青春痘等激素不平衡引起的问题。

我国营养学会在最新版膳食指南中,也明确了大豆的合理摄入量为每天 30 ~ 50 克。按照这样的量,每日喝 2 杯豆浆或 1 杯豆浆即可,在这个数量下,豆浆不会让男人雌性化,也不会降低他们的生育能力。不过,每天不要饮用太多豆浆,有医生就发现不少肾结石患者都有大量饮用豆浆的历史。

老人喝豆浆的好处

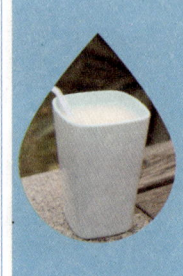

豆浆也适合老人饮用，中老年人患上心脑血管疾病的可能性更高，如高血压、高血脂、高血糖、冠心病等疾病。喝豆浆能够降低胆固醇含量，对这些疾病有一定的食疗作用。而且豆浆还具有平补肝肾、防老抗癌、增强免疫力等作用，非常适合中老年人饮用。具体而言，豆浆对老年人的作用可以从下面八点分析：

1. 强健体魄

每 100 克的豆浆含有蛋白质 3.6 克、脂肪 2.0 克、磷 49 毫克、铁 12 毫克、碳水化合物 2.9 克、钙 15 毫克，坚持喝豆浆对老年人增强体质大有好处。

2. 防止糖尿病

豆浆含有大量纤维素，能有效地阻止糖的过量吸收，减少糖分，所以对于防止糖尿病有不错的食疗作用，是糖尿病患者日常的保健佳品。

3. 防治高血压

钠可以说是高血压发生和复发的主要根源之一，如果体内有能适当控制钠的物质，既能防治高血压，又能治疗高血压。豆浆中所含的豆固醇和钾、镁，它们都是有力的抗盐钠物质。所以常喝豆浆，能够在一定程度上防治高血压。

4. 防治冠心病

豆浆中所含的豆固醇和钾、镁、钙等元素能加强心肌血管的兴奋，改善心肌营养，并起到降低胆固醇，促进血流的作用。如果能坚持每天喝一碗豆浆，就会降低冠心病的复发率。

5. 防止脑卒中

豆浆中所含的镁、钙等元素，还能明显地降低脑血脂，改善脑血流，从而有效地防止脑梗死、脑出血的发生。另外，豆浆中含有的卵磷脂，还能减少脑细胞的死亡，提高脑功能。

6. 防治癌症

豆浆及其他豆类食品中都含有防癌抗癌的核酸，尤其是豆浆中的大豆异黄酮对女性的乳腺癌、男性的前列腺癌症很有帮助。

7. 防止支气管炎

豆浆所含的麦氨酸具有防止支气管炎平滑肌痉挛的作用,从而减少和减轻支气管炎的发作。

8. 防止衰老

豆浆中所含的硒、维生素 E、维生素 C,有很大的抗氧化功能,能减缓衰老,特别对脑细胞作用最大,能防止阿尔茨海默病。

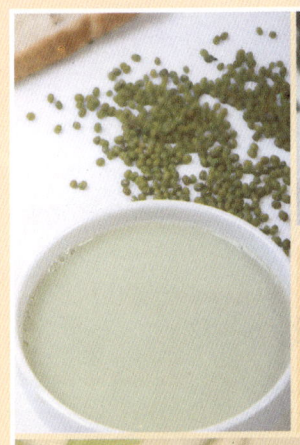
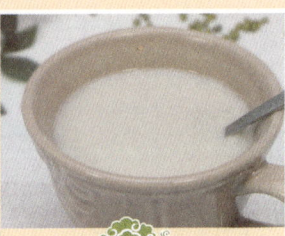

第二章
经典当家豆浆
——又简单又营养

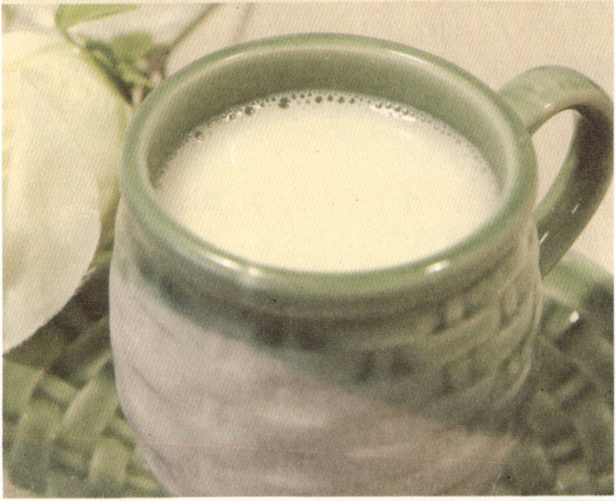

经典原味豆浆

黄豆浆

"豆中之王"保健康

材料

黄豆80克　清水适量

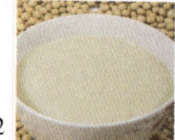

做法

① 将黄豆洗净,在清水中浸泡6～12小时,泡至发软。
② 将泡好的黄豆放入豆浆机,并加水煮至豆浆做好并过滤。
③ 根据个人的口味,趁热往豆浆中加入适量白糖调味,做成甜豆浆。老年人大多有糖尿病、高血压、高血脂等疾病,不宜吃糖,可用蜂蜜代替。

养生功效

中医认为,黄豆性味甘、平,归脾、胃、大肠经,具有补虚、清热化痰、利大便、降血压、增乳汁等作用。

贴心提示

生大豆含消化酶抑制剂及过敏因子等,食后最易引起恶心、呕吐、腹泻等症,故必须彻底将豆浆煮熟以后才能食用。

黑豆浆

营养补肾佳品

材料

黑豆 80克　　清水 适量

做法

① 将黑豆清洗干净后，在清水中浸泡6～12小时，泡至发软。
② 将泡好的黑豆放入豆浆机的杯体中，并加水至上下水位线之间，启动机器，煮至豆浆机提示豆浆做好并过滤。
③ 根据个人的口味，趁热往豆浆中加入适量白糖调味。不宜吃糖者，可用蜂蜜代替。

养生功效

黑豆曾被古人誉为"肾之谷"，其味甘性平，不仅形状像肾，还有补肾强身、活血利水、解毒、润肤的功效，特别适合肾虚患者。黑豆还含有核黄素、黑色素，对防老抗衰、增强活力、美容养颜有帮助。所以肾虚的人可以通过食用黑豆，来增强肾脏功能。用黑豆制作的豆浆，能滋肾阴、润肺燥、解毒利尿、乌发黑发，是营养补肾的佳品。

贴心提示

黑豆有解药毒的作用，同时亦可降低中药功效，所以正在服中药者忌食黑豆。

养生豆浆随身查

绿豆浆 ▶

清热去火

材料

绿豆 80克　　清水 适量

做法

❶ 将绿豆洗净，在清水中浸泡6～12小时。

❷ 将泡好的绿豆放入豆浆机，并加水煮至豆浆做好并过滤。

❸ 根据个人的口味，趁热往豆浆中加入适量白糖调味，老年人有糖尿病、高血压、高血脂等病者，不宜吃糖，可用蜂蜜代替。不愿喝甜豆浆的也可不加糖。

养生功效

绿豆有很高的营养价值。明代医学家李时珍在《本草纲目》中称绿豆为"真济世之良谷也"。中医认为，绿豆性味甘寒，入心、胃经，具有清热解毒、消暑利尿之功效。历代中医文献记载与民间实际应用总结出绿豆的功用为：清热消暑，止渴利尿，消肿止痒，收敛生肌，明目退翳，解一切食物中毒。

贴心提示

绿豆不宜煮得过烂，以免使有机酸和维生素遭到破坏，降低清热解毒功效。又因绿豆性凉，所以脾胃虚弱、体弱消瘦或夜多小便者不宜食用。

青豆浆

护肝、防癌症

材料

青豆 100克　清水 适量

做法

1. 将青豆洗净，在清水中浸泡6~12小时。
2. 将泡好的青豆放入豆浆机，并加水煮至豆浆做好。
3. 将打出的豆浆过滤后，按个人口味趁热往豆浆中加糖调味。糖尿病、高血压、高血脂等不宜吃糖者，可用蜂蜜代替。不喜甜者也可不加糖。

养生功效

青豆是黄豆的嫩果实。它多作为蔬菜食用，清香鲜甜，耐看好吃。研究表明，青豆富含不饱和脂肪酸和大豆磷脂，能起到保持血管弹性、健脑和防止脂肪肝形成的作用。另外，青豆中还富含皂角苷、异黄酮、蛋白酶抑制剂、硒、钼等抗癌成分，用青豆制作的豆浆能健脾、润燥、利水，并对前列腺癌、肠癌、食管癌、皮肤癌等癌症也都有抑制作用。

贴心提示

青豆不宜久煮，否则会变色。老人、久病体虚人群不宜多食。

养生豆浆随身查

红豆浆 ▶

利尿消水肿

材料

红小豆 100 克　　清水 适量

做法

❶ 将红小豆洗净,在清水中浸泡6～12小时。

❷ 将泡好的红小豆放入豆浆机,并加水煮至豆浆做好。

❸ 将打出的豆浆过滤后,按个人口味趁热往豆浆中加糖调味,患有糖尿病、高血压、高血脂等疾病者不宜吃糖,可用蜂蜜代替。或不加糖。

养生功效

中医认为,红豆具有利水消肿、利尿、消热解毒、健脾止泻、改善脚气及水肿的功效。《本草纲目》中记载:"红豆通小肠、利小便、行水散血、消肿排脓、清热解毒,治泻痢脚气、止渴解酒、通乳下胎。"红豆豆浆还能解酒、解毒,对心脏病和肾病、水肿有益。

贴心提示

尿多的人忌食红豆浆,体质属虚性者以及肠胃较弱的人不宜多食。饮用红豆豆浆时不宜同时吃咸味较重的食物,不然会削减其利尿的功效。

豌豆浆

润肠、清宿便

材料

豌豆100克　清水适量

做法

1. 将豌豆洗净，在清水中浸泡6～12小时。
2. 将泡好的豌豆放入豆浆机，并加水煮至豆浆做好并过滤。
3. 根据个人的口味，趁热往豌豆豆浆中加入适量白糖调味。糖尿病、高血压、高血脂患者不宜吃糖，可用蜂蜜代替。不喜甜者也可不加糖。

养生功效

豌豆俗称荷兰豆，它的颜色似翡翠，形状像珍珠，含有丰富的维生素。豌豆中含有丰富的粗纤维，能够促进大肠蠕动，保持大便通畅，起到清洁大肠的作用。不但如此，豌豆中还含有人体必需的各种营养物质，尤其是含有优质蛋白质，可以提高机体的抗病能力和康复能力。

贴心提示

豌豆不宜长期冷藏，买回来之后最好在1个月内吃完。搭配鸡蛋、肉干等富含氨基酸的食物，能大大提高豌豆豆浆的营养价值。

五谷干果豆浆

花生豆浆 ▶　　　　降血脂、延年益寿

材料

黄豆60克　花生20克　清水适量

做法

❶ 将黄豆洗净,在清水中浸泡6~8小时,泡至发软备用;花生去皮。
❷ 将泡好的黄豆和去皮后的花生一起放入豆浆机,加水煮至豆浆做好。
❸ 过滤,按个人口味趁热往豆浆中加糖调味,不宜吃糖者可用蜂蜜代替。不喜甜者也可不加糖。

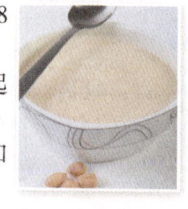

养生功效

花生中的不饱和脂肪酸有降低胆固醇的作用,可防治动脉硬化、高血压和冠心病。花生豆浆的营养丰富,有降血脂及延年益寿的作用。

贴心提示

胆管病、胆囊切除者不宜食用花生。另外,花生热量高,不宜多食。

核桃豆浆 ▶

补脑益智

材料

核桃仁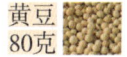
1~2个

黄豆
80克

清水
适量

做法

❶ 将黄豆洗净,在清水中浸泡6~8小时,泡至发软。
❷ 将泡好的黄豆和核桃仁一起放入豆浆机,加水煮至豆浆做好。
❸ 过滤,按个人口味趁热往豆浆中加糖调味,不宜吃糖者,可用蜂蜜代替。不喜甜者也可不加糖。

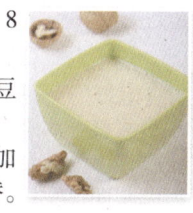

养生功效

核桃性温,味甘,具有补肾固精、补脑益智的功效。现代医学研究认为,核桃中的磷脂对脑神经有良好的保健作用。它所含丰富的维生素E及B族维生素等,能帮助清除氧自由基,且可补脑益智、增强记忆力、抗衰老。用脑过度,耗伤心血者常吃核桃能补脑,改善脑循环。核桃豆浆在补脑的同时还能增加人的抗压能力,并能缓解疲劳。

贴心提示

核桃含脂肪多,不宜吃太多,一次以20克为宜。吃的时候不要剥核桃仁表面的褐色薄皮。

芝麻豆浆 ▶

改善体虚体质

材料

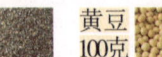

黑芝麻 5克　　黄豆 100克　　清水 适量

做法

① 将黄豆洗净在清水中浸泡6~8小时,泡至发软备用；芝麻淘去沙粒。
② 将泡好的黄豆和洗净的芝麻一起放入豆浆机,加水煮至豆浆做好。
③ 过滤,按个人口味趁热往豆浆中加糖调味即可饮用。

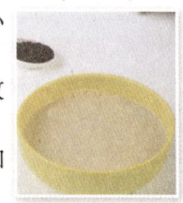

养生功效

芝麻尤其适合体虚体质的人食用,根据中医记载,它具有补肝肾、润五肠、益气力、填脑髓的功效,能调治肝肾不足、病后虚弱、须发早白、腰膝酸痛等病症。久病或平素体虚的人,平时不妨坚持喝芝麻豆浆,能够增气力、调五脏,提高人的免疫力。

贴心提示

芝麻虽好,食用时也有一定的禁忌。《本草从新》中说:"胡麻服之令人肠滑,精气不固者亦勿宜食。"也就是说患有慢性肠炎、便溏腹泻者忌食；根据传统经验,男子阳痿、遗精者也不宜食用芝麻豆浆。

糙米豆浆 ▶

适合糖尿病及肥胖者饮用

材料

糙米 50克　黄豆 50克 　清水 适量

做法

❶ 将黄豆洗净,在清水中泡至发软备用;糙米淘洗干净,用清水泡2小时。
❷ 将泡好的黄豆同糙米一起放入豆浆机,加水煮至糙米豆浆做好。
❸ 过滤,按个人口味趁热添加适量白糖,或等豆浆稍凉后加入蜂蜜饮用。

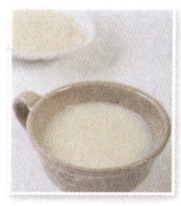

养生功效

相对于精白米而言,脱完后仍保留着一些外层组织,如皮层、糊粉层和胚芽的米叫做糙米。大米中60%~70%的维生素、矿物质都聚积在其中。吃糙米对于糖尿病患者特别有益;同时,糙米中的锌、铬、锰、钒等微量元素有利于提高胰岛素的敏感性,对糖耐量受损的人很有帮助。糙米豆浆容易让人产生饱腹感,所以也有利于减肥人士饮用。

贴心提示

糙米等谷类外皮所含有的"非定"不利于钙及铁的吸收。因此,在喝糙米豆浆的时候,一定要注意钙及铁的摄取。

燕麦豆浆

润肠通便好帮手

材料

- 燕麦 50克
- 黄豆 50克
- 清水 适量

做法

❶将黄豆洗净，在清水中浸泡6~8小时，泡至发软备用；燕麦米淘洗干净，用清水浸泡2小时。

❷将泡好的黄豆和燕麦放入豆浆机，加水煮至燕麦豆浆做好。

❸过滤后，按个人口味趁热添加适量白糖，或等豆浆稍凉后加入蜂蜜即可饮用。

养生功效

中医认为，燕麦味甘性凉，有补益脾胃、润肠通便的功效。现代医学也认为燕麦有通便的作用。另外，燕麦含有钙、磷、锌等矿物质，有预防骨质疏松、促进伤口愈合、预防贫血的功效，还是补钙佳品。燕麦和黄豆搭配而成的燕麦豆浆，适宜那些有便秘困扰的人饮用。

贴心提示

燕麦还有润肠作用，所以本身便溏腹泻者不宜食用，否则会加重症状。燕麦忌一次吃得太多，否则会造成胃痉挛或胃部胀气。

荞麦豆浆 ▶

常喝不易肥胖

材料

荞麦 50克　　黄豆 50克　　清水 适量

做法

① 将黄豆洗净,在清水中浸泡6~8小时,泡至发软备用;荞麦淘洗干净,用清水浸泡2小时。
② 将泡好的黄豆和荞麦一起放入豆浆机,加水煮至荞麦豆浆做好。
③ 过滤后,按个人口味趁热往豆浆中加糖调味,不宜吃糖者,可用蜂蜜代替。

养生功效

荞麦含有营养价值高、平衡性良好的植物蛋白质,这种蛋白质在体内不易转化成脂肪,所以经常食用荞麦豆浆不易导致肥胖。荞麦中还含有极其丰富的食物纤维,多食荞麦食品具有良好的预防便秘作用,帮助排毒,有一定的减肥功效。有的人为了减肥,特意买来荞麦茶喝,其实用荞麦做成的豆浆也有相同的功效。

贴心提示

脾胃虚寒、消化功能不佳及经常腹泻的人不宜食用。

糯米豆浆

健脾暖胃

材料

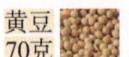

糯米 30克　　黄豆 70克　　清水 适量

做法

1. 将黄豆洗净浸泡6～8小时,泡至发软备用;糯米淘洗干净,用清水浸泡2小时。
2. 将泡好的黄豆同糯米一起放入豆浆机,加水煮至糯米豆浆做好。
3. 过滤后,按个人口味趁热添加适量白糖或冰糖即可饮用。

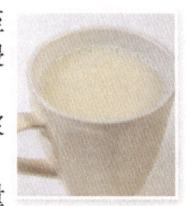

养生功效

　　糯米又叫江米,富含B族维生素,具有暖温脾胃、补益中气等功能。对胃寒疼痛、食欲不佳、脾虚泄泻、腹胀、体弱之力等症状有一定缓解作用。用糯米制作的豆浆具有很好的健脾暖胃功效。

贴心提示

　　中医认为糯米多食生热,易壅塞经络的气血,使筋骨酸痛的症状加重。所以有湿热痰火征象的人或者湿热体质者,比如发热、咳嗽、痰黄稠、或黄疸、泌尿系统感染、筋骨关节发炎疼痛及小孩与老人,不宜饮用糯米豆浆。

枸杞豆浆 ▶

滋补肝肾

材料

枸杞 5~7粒　　黄豆 100克　　清水 适量

做法

① 将黄豆洗净，在清水中浸泡6~8小时；枸杞洗净，用温水泡开。
② 将泡好的黄豆和枸杞一起放入豆浆机，加水煮至枸杞豆浆做好。
③ 过滤后，按个人口味趁热加适量白糖或冰糖调味，不宜吃糖者，可用蜂蜜代替。

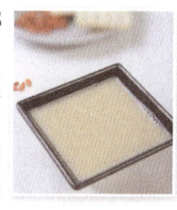

养生功效

枸杞是肝肾同补的良药，它味甘，性平，归肝肾二经，有滋补肝肾、强壮筋骨、养血明目、润肺止咳等功效，尤其是对于男人而言，枸杞更是不可多得的滋补良药。用枸杞泡酒喝也是一种养生之法，还有的人喜欢用枸杞泡水喝，或者在水中放入其他药物混合使用。枸杞豆浆能够同补肝肾，肾虚的人可以适当饮用。

贴心提示

枸杞温热身体的效果强，正在感冒发烧、身体有炎症、腹泻的人最好别吃。

莲子豆浆 ▶

养心安神

材料

莲子 40克　黄豆 60克　清水 适量

做法

❶ 将黄豆洗净，在清水中浸泡6～8小时备用；莲子洗净略泡。
❷ 将泡好的黄豆、莲子一起放入豆浆机，加水煮至莲子豆浆做好。
❸ 过滤，按个人口味趁热加糖调味，不宜吃糖者，可用蜂蜜代替。不喜甜者也可不加糖。

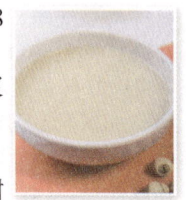

养生功效

莲子具有养心安神的功效，是心悸不安、失眠多梦等患者的康复营养食品，也是中老年人强身健体、抗衰延寿的滋补品。平时有失眠困扰的人群，喝莲子豆浆，对调整自己的睡眠状态有一定的作用。

贴心提示

莲子有清心火、祛除雀斑的作用，但不可久煎。中满痞胀及大便燥结者，忌服莲子豆浆。莲子豆浆不能与牛奶同服，否则易加重便秘。

榛仁豆浆 ▶

降低血脂

材料

榛仁 40克 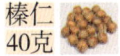　黄豆 60克 　清水 适量

做法

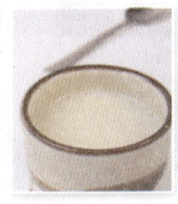

① 将黄豆洗净，在清水中浸泡6~8小时发软备用；榛仁洗净在温水中略泡，碾碎。
② 将泡好的黄豆、榛仁一起放入豆浆机，加清水煮至榛仁豆浆做好。
③ 过滤，按个人口味趁热加糖调味。不喜甜者也可不加糖。

养生功效

榛子所含的丰富脂肪主要是人体不能自身合成的不饱和脂肪酸，能够促进胆固醇代谢，软化血管，维护毛细血管的健康，从而预防和治疗高血压、动脉硬化等心脑血管疾病。榛仁的这种功效使榛仁豆浆也具有降低血脂的作用，而且本身黄豆中也含有不饱和脂肪酸，所以制成豆浆后降血脂的作用更强。

贴心提示

癌症、糖尿病人也可食用。

健康蔬菜豆浆

黄瓜豆浆 ▶

清热泻火又排毒

材料

| 黄瓜20克 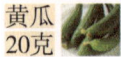 | 黄豆70克 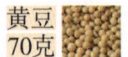 | 清水适量 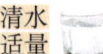 |

做法

❶将黄豆洗净，在清水中浸泡6~8小时，泡至发软备用；黄瓜削皮、洗净切成碎丁。

❷将泡好的黄豆和切好的黄瓜丁一起放入豆浆机，加水煮至黄瓜豆浆做好。

❸打出的黄瓜豆浆过滤后即可饮用。

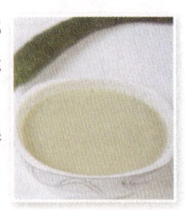

养生功效

黄瓜性凉，味甘，具有清热止渴、利水消肿、泻火解毒之功效。鲜黄瓜中含有非常娇嫩的纤维素，能加速肠道腐坏物质的排泄，常饮黄瓜豆浆有益于身体排毒；黄瓜还能抑制碳水化合物在人体内转化为脂肪，因而黄瓜豆浆还具有减肥的功效。

贴心提示

黄瓜适宜温度为10~12℃，所以它不宜久放冰箱内储存，否则会出现冻"伤"，变黑、变软。

莲藕豆浆

清甜爽口排毒素

材料

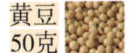 莲藕 50克　 黄豆 50克　 清水 适量

做法

❶将黄豆洗净，在清水中浸泡6~8小时，泡至发软备用；莲藕去皮后切成小丁，下入开水中略焯，捞出后沥干。
❷将泡好的黄豆同莲藕丁一起放入豆浆机，加水煮至莲藕豆浆做好。
❸过滤后即可饮用。

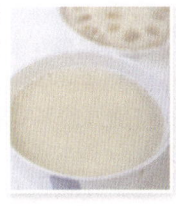

养生功效

莲藕的含糖量不高却含有丰富的维生素，尤其是维生素K、维生素C的含量较高，它还富含食物纤维，既能帮助消化、防止便秘，又能利尿通便，排泄体内的废物质和毒素；莲藕能够健脾益胃，产妇多吃莲藕，能清除腹内积存的瘀血，促使乳汁分泌。莲藕和黄豆一起制成的豆浆，能够清热解毒，帮助排除身体内的废物，滋养皮肤，增强人的抗病能力。

贴心提示

莲藕性偏凉，所以产妇不宜过早食用，产后1~2周后再吃莲藕豆浆比较合适；脾胃消化功能低下、胃及十二指肠溃疡患者忌食莲藕豆浆。

西芹豆浆 ▶

天然的降压药

材料

西芹 20克　　黄豆 80克　　清水 适量

做法

❶ 将黄豆洗净,在清水中浸泡6~8小时,泡至发软备用;西芹择洗干净后,切成碎丁。
❷ 将泡好的黄豆同西芹丁一起放入豆浆机,加水煮至西芹豆浆做好。
❸ 过滤后即可饮用。

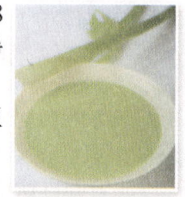

养生功效

中医认为,食用芹菜可以起到平肝降压的作用。芹菜中富含丁基苯酞类物质,这种物质具有镇静安神的作用,因此也叫芹菜镇静素。高血压病的发病原因虽然很多,但血管平滑肌紧张造成肾上腺素分泌过旺,几乎是高血压患者的共性。而芹菜镇静素具有抑制血管平滑肌紧张的功效,它能减少肾上腺素的分泌,所以具有降低和平稳血压的效果。长期饮用芹菜和黄豆制作出的豆浆,有助于降低血压。

贴心提示

西芹会抑制睾酮的生成,具有杀精作用,所以年轻的男性朋友应少饮西芹豆浆。

芦笋豆浆

防止癌细胞扩散

材料

芦笋 30克 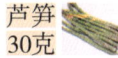　黄豆 70克 　清水 适量

做法

① 将黄豆洗净，在清水中浸泡6～8小时，泡至发软备用；芦笋洗净切成小段，下入开水中焯烫，捞出沥干。
② 将泡好的黄豆和芦笋一起放入豆浆机，加水煮至芦笋豆浆做好。
③ 滤后即可食用。

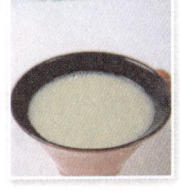

养生功效

芦笋可以使细胞生长正常化，抑制异常细胞的生长，所以具有防止癌细胞扩散的功能，它对肺癌、膀胱癌、皮肤癌和肾结石等均有特殊疗效，所以芦笋被认为是"使细胞生长正常的卫士"；另外，芦笋性味甘寒，有清热利小便的作用。夏季饮用芦笋豆浆，既能清凉降火、消暑止渴，还能防治癌症。

贴心提示

患有痛风者和糖尿病患者不宜多食芦笋豆浆。芦笋在保存的时候，应在低温避光的环境中，可用塑料袋密封后放入冰箱保鲜，不宜存放1周以上。

养生豆浆随身查

莴笋豆浆 ▶

适宜新妈妈和儿童

材料

莴笋 30克　　黄豆 70克　　清水 适量

做法

❶将黄豆洗净,在清水中浸泡6~8小时,泡至发软备用;莴笋洗净切成小段,下入开水中焯烫,捞出沥干。
❷将泡好的黄豆和莴笋一起放入豆浆机,加水煮至莴笋豆浆做好。
❸过滤后即可食用。

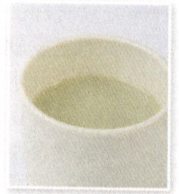

养生功效

　　莴笋中的钾含量大大高于钠含量,有利于体内的水电解质平衡,促进排尿和乳汁的分泌,对于新妈妈很有帮助。莴笋中还含有丰富的氟元素,有利于儿童牙齿和骨骼的生长。莴笋中含有少量的碘元素,对人的基础代谢、心智和体格发育甚至情绪调节都有重大影响。

贴心提示

　　莴笋中的某种物质对视神经有刺激作用,故视力弱者不宜多食莴笋豆浆,有眼疾特别是夜盲症的人也应少食。

生菜豆浆 ▶

清热提神

材料

生菜 40克　　黄豆 70克　　清水 适量

做法

❶ 将黄豆清洗干净后，在清水中浸泡6～8小时，泡至发软备用；生菜洗净后切碎。
❷ 将泡好的黄豆和切好的生菜一起放入豆浆机，加水煮至生菜豆浆做好。
❸ 过滤后即可饮用。

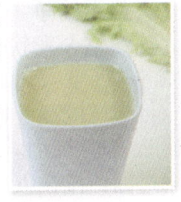

养生功效

生菜性甘凉，味道甘甜中又带有微微的苦味，因为生菜的茎叶含有莴笋素，所以它具有镇痛止痛、清热提神的功效，能够降低胆固醇、辅助治疗神经衰弱等症。常吃生菜，除了可清热提神，还能帮助消化，缓解便秘者的痛苦，达到清血利尿的效果；利用生菜和黄豆搭配制作的豆浆具有清热提神、排毒的功效。

贴心提示

生菜性凉，患有尿频和胃寒的人不宜多饮生菜豆浆。生菜对乙烯极为敏感，因此在存放时要远离苹果、香蕉、梨等食物。

山药豆浆 ▶　　　控制血糖升高

材料

山药 50克　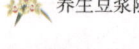
黄豆 50克　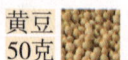
清水 适量　

做法

❶ 将黄豆洗净,在清水中浸泡6～8小时,泡至发软备用;山药去皮后切成小丁,下入开水中灼烫,捞出沥干。
❷ 将泡好的黄豆同煮熟的山药丁一起放入豆浆机,加水煮至山药豆浆做好。
❸ 过滤,按个人口味趁热加糖调味。不喜甜者也可不加糖。

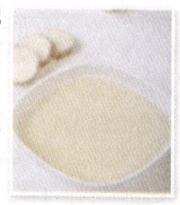

养生功效

　　山药对实验性动物糖尿病有预防作用,并有降血糖作用;因为山药中含有可溶性植物纤维,能够推迟胃中食物的排空,对饭后血糖升高有很好的控制作用,帮助消化并降低血糖。所以,这款山药豆浆特别适合糖尿病患者饮用。

贴心提示

　　山药有收涩的作用,所以大便燥结者不宜食用;有实邪者忌食山药豆浆;山药豆浆也不可与碱性药物同服。

紫菜豆浆

> 为孕妇补充蛋白质和碘

材料

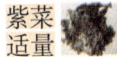 紫菜 适量　 黄豆 50克　 清水 适量　 大米 适量

做法

1. 将黄豆洗净，在清水中浸泡6~8小时，泡至发软备用；紫菜、大米洗干净。
2. 将泡好的黄豆同紫菜、大米一起放入豆浆机，加水煮至紫菜豆浆做好。
3. 过滤后，加入盐调味即可饮用。

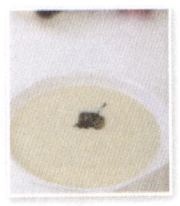

养生功效

孕妇由于脾胃吸收功能退化减弱，不宜过多食用肉类，而紫菜的蛋白质含量是一般植物的好几倍，且富含易于被人体吸收的碘，有利于胎儿大脑发育，又易于消化，因而孕产妇吃紫菜大有益处。另外，紫菜中还含有大量可以降低有害胆固醇的牛磺酸，有利于孕妇保护肝脏。所以，紫菜豆浆能够治疗孕妇的缺铁性贫血，还有利于腹中胎儿的大脑发育。

贴心提示

此款豆浆，消化功能不好、素体脾虚者可引起腹泻，宜少食。腹痛便溏者禁食。乳腺小叶增生以及各类肿瘤患者慎用。脾胃虚寒者切勿食用。

银耳豆浆 ▶

阴虚火旺者的滋补佳品

材料

银耳 30克　　黄豆 70克　　清水 适量

做法

❶ 将黄豆洗净,在清水中浸泡6~8小时,泡至发软备用;银耳用清水泡发,洗净,切碎。
❷ 将泡好的黄豆同银耳一起放入豆浆机,加水煮至银耳豆浆做好。
❸ 过滤后即可饮用。

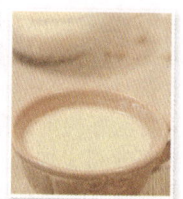

养生功效

　　银耳又叫白木耳,它是一味滋补良药,特点是滋润而不腻滞,对阴虚火旺不受参草等温热滋补的病人是一种良好的补品。阴虚火旺的人脾气较急,还会"五心烦热":手心、脚心、胸中发热,但是体温正常。属于这种体质的人,平时就不妨用银耳和黄豆做成豆浆,经常饮用能滋阴止咳、润肺去燥、润肠开胃。

贴心提示

　　冰糖银耳含糖量高,睡前不宜食用,以免血黏度增高。食用变质银耳会发生中毒反应,严重者会有生命危险。

芳香花草豆浆

玫瑰花豆浆 ▶

改善暗黄、干燥肌肤

材料

玫瑰花 5～8朵　黄豆 100克　清水 适量

做法

① 将黄豆洗净,浸泡6～8小时,泡至发软备用;玫瑰花瓣洗净备用。
② 将泡好的黄豆和玫瑰花一起放入豆浆机,加水煮至玫瑰花豆浆做好。
③ 过滤,按个人口味趁热加糖调味,以减少玫瑰花的涩味。

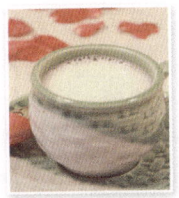

养生功效

玫瑰花性温,味甘,有理气解郁、活血收敛的作用。玫瑰花有收敛性,可用于女性的月经过多,赤白带下等。长期服用玫瑰,能有效清除自由基,消除色素沉着。玫瑰花豆浆,能帮助人们改善肌肤暗黄、干燥的状态,令肌肤变得有光泽,适合长斑人士饮用。

贴心提示

玫瑰花只用花瓣,不要花蒂。制作时使用开水,可减少玫瑰香味的散失。

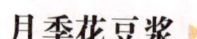

月季花豆浆

疏肝调经

材料

月季花 15克 　黄豆 70克 　清水 适量

做法

① 将黄豆洗净,在清水中浸泡6~8小时,泡至发软备用;月季花洗净泡开。

② 将泡好的黄豆和月季花一起放入豆浆机,加水煮至月季花豆浆做好。

③ 过滤,按个人口味趁热加糖调味,不宜吃糖者,可用蜂蜜代替。

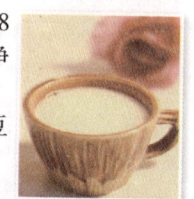

养生功效

中医认为,月季花味甘、性温,入肝经,有活血调经、消肿解毒之功效。由于月季花的祛瘀、行气、止痛作用明显,所以经常被用于治疗月经不调、痛经等病症。有人将月季花称为"月月红",它可以说是女性朋友调理月经的良药。女人常饮月季花豆浆,可以改善经脉阻滞的症状,没有瘀滞的女性才会拥有好气色。

贴心提示

月季花的花形和玫瑰花相似,不过个头要比玫瑰大一些,月季花可以在中药店购买。

茉莉花豆浆

理气开郁

材料

茉莉花 10克 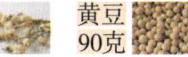 黄豆 90克 清水 适量

做法

① 将黄豆洗净,在清水中浸泡6~8小时,泡至发软备用;茉莉花瓣洗净备用。
② 将泡好的黄豆和茉莉花一起放入豆浆机,加水煮至茉莉花豆浆做好。
③ 过滤,按个人口味趁热加糖调味,不宜吃糖者,可用蜂蜜代替。

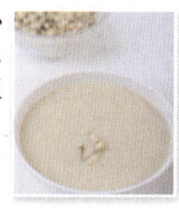

养生功效

中医认为,茉莉花性温,味辛甘,具有理气止痛、温中和胃、开郁避秽、消肿解毒功效。《本草纲目》中记载,茉莉花"能清虚火,去寒积,抗菌消炎"。所以皮肤易过敏的人很适合这款豆浆。现代药理研究表明,茉莉花还有强心、降压、抗菌、防辐射损伤、增强机体免疫力、调整体内激素分泌、醒脑提神等功效。常喝茉莉花豆浆,既能够美容,还能缓解女性的痛经,所以经期也可以饮用茉莉花豆浆。

贴心提示

茉莉花辛香偏温,所以火热内盛、燥结便秘者不宜饮用茉莉花豆浆。

金银花豆浆 ▶ 清热解毒

材料

金银花 50克 　黄豆 70克 　清水 适量

做法

❶ 黄豆洗净,在清水中浸泡6~8小时,泡至发软备用;金银花洗净泡开。
❷ 将泡好的黄豆和金银花一起放入豆浆机,加水煮至金银花豆浆做好。
❸ 过滤,按个人口味趁热加糖调味,不宜吃糖者,可用蜂蜜代替。也可不加糖。

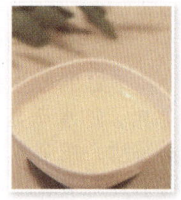

养生功效

在我国医药史上,金银花作为一种清热解毒的良药,很早就被列入医药典籍中。《神农本草经》就将其视为上品,明代李时珍在《本草纲目》中认为金银花"消肿、清热解毒、治疮之要药。"中医认为金银花味甘,性寒,具有清热解毒、疏散风热的作用。金银花和黄豆一起制成的豆浆对于暑热症、泻痢、流感、疮疖肿毒、急慢性扁桃体炎、牙周炎等病都有一定的疗效。

贴心提示

脾胃虚寒、气虚疮疡脓清者不宜食用此豆浆。

桂花豆浆 ▶

温胃散寒

材料

桂花 5~8朵 　黄豆 90克 　清水 适量

做法

1. 将黄豆洗净,在清水中浸泡6~8小时,泡至发软备用;桂花洗净备用。
2. 将泡好的黄豆和桂花一起放入豆浆机,加水煮至桂花豆浆做好。
3. 过滤后,按个人口味趁热加糖调味,不宜吃糖者,可用蜂蜜代替。

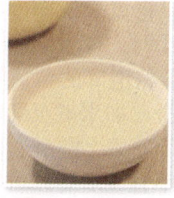

养生功效

桂花又称为"九里香",味辛,性温,因其含有芳香物质,具有芳香和胃、生津辟浊、化痰理气之功。用桂花泡茶可以解除口干舌燥,润肠通便,减轻胀气,缓解肠胃不适。还能够美白皮肤,清除体内毒素。桂花清新的香味还能令人精神舒畅,安心宁神,驱除体内湿气,养阴润肺,净化身心,平衡神经系统。桂花豆浆,味道醇香,具有暖胃生津、化痰止咳的功效。

贴心提示

桂花的香味强烈,所以在制作豆浆时忌过量饮用。另外,体质偏热、火热内盛者也要谨慎饮用。

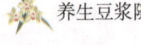

菊花豆浆 ▶

清心疏散风热

材料

菊花 5~8朵　　黄豆 90克　　清水 适量

做法

1. 将黄豆洗净，在清水中浸泡6~8小时，泡至发软备用；菊花洗净备用。
2. 将泡好的黄豆和菊花一起放入豆浆机，加水煮至菊花豆浆做好。
3. 过滤，按个人口味趁热加糖调味，不宜吃糖者，可用蜂蜜代替。

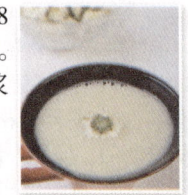

养生功效

现代医学研究证实，菊花具有降血压、消除癌细胞、扩张冠状动脉和抑菌的作用，长期饮用能调节心肌功能、降低胆固醇，适合中老年人和预防流行性结膜炎时饮用。对肝火旺、用眼过度导致的双眼干涩也有较好的疗效。同时，菊花的香气浓郁，提神醒脑，也具有一定的松弛神经、舒缓头痛的功效。这款豆浆适合性情急躁、肝气郁结的人和心血管病人饮用，尤其是在炎热的夏季更为适合。

贴心提示

菊花性微寒，适合于阴虚阳亢体质的人服用，而那些虚寒体质之人则不宜长期饮用菊花豆浆。

百合红豆浆 ▶ 缓解肺热

材料

干百合 50克 　红豆 100克 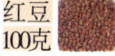　清水适量

做法

❶ 红豆洗净，在清水中浸泡6～8小时，泡至发软备用；干百合洗净略泡。
❷ 将泡好的红豆和百合一起放入豆浆机，加水煮至百合红豆浆做好。
❸ 将打出的百合红豆浆过滤后，按个人口味趁热加糖调味，不宜吃糖者，可用蜂蜜代替。

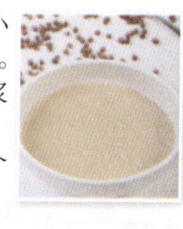

养生功效

百合性平味甘，微苦，有润肺止咳、清心安神之功，对肺热干咳、痰中带血、肺弱气虚、肺结核咯血等症，都有良好的疗效。红豆性平、味甘酸，也可以清热除湿、消肿解毒。百合红豆浆是一种非常理想的润肺佳品。对于那些咳嗽有痰的人有着不错的食疗作用。

贴心提示

百合虽能补气，亦伤肺气，不宜多服。由于百合偏凉性，胃寒的患者宜少食用百合红豆浆。

营养水果豆浆

雪梨豆浆 ▶

生津润燥

材料

雪梨一个　黄豆50克　清水适量

做法

① 将黄豆洗净,在清水中浸泡6~8小时,泡至发软备用；雪梨清洗后,去皮去核,并切成小碎丁。
② 将泡好的黄豆和雪梨一起放入豆浆机,加水煮至雪梨豆浆做好。
③ 过滤,按个人口味趁热添加适量冰糖调味,不宜吃糖者,可用蜂蜜代替。

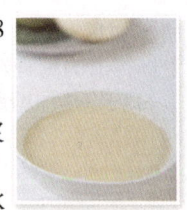

养生功效

雪梨含水量多,含糖分高,吃到嘴里满口清凉,又解热症,可止咳生津、清心润喉、降火解暑,是夏秋的清凉果品。这款雪梨豆浆具有生津润燥,清热化痰功效,适合肺燥咽干、咳嗽的人士饮用。

贴心提示

梨子性凉,凡脾胃虚寒及便溏、腹泻者忌饮雪梨豆浆；糖尿病患者当少饮或不饮雪梨豆浆。

草莓豆浆 ▶

酸甜美味能美容

材料

草莓 4~6个 黄豆 80克 清水 适量

做法

❶将黄豆洗净,在清水中浸泡6~8小时,泡至发软备用;草莓去蒂洗净,切成碎丁。
❷将泡好的黄豆和草莓一起放入豆浆机,加水煮至草莓豆浆做好。
❸将打出的草莓豆浆过滤后,按个人口味趁热加糖调味,不宜吃糖者,可用蜂蜜代替。

养生功效

草莓含有一种叫天冬氨酸的物质,女性常吃草莓,对皮肤、头发都有很好的保健作用,还可以帮助消脂排毒,可以自然而平缓地除去体内的"矿渣",达到减肥的目的。草莓的维生素C含量也很丰富,它能够消除细胞间的松弛和紧张状态,使皮肤变得细腻有弹性。用草莓和黄豆搭配而成的豆浆味道酸甜可口,香味浓郁,还有美容功效,适宜女性饮用。

贴心提示

草莓表面粗糙,不易洗净,可以用淡盐水或高锰酸钾水浸泡10分钟,既能杀菌又较易清洗。

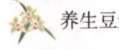 养生豆浆随身查

香桃豆浆 ▶

贫血人士的补血浆

材料

鲜桃一个 　黄豆50克 　清水适量

做法

❶将黄豆洗净,在清水中浸泡6~8小时,泡至发软备用;鲜桃清洗后,去皮去核,并切成小碎丁。

❷将泡好的黄豆和鲜桃一起放入豆浆机,加水煮至香桃豆浆做好。

❸将打出的香桃豆浆过滤后,按个人口味趁热加糖调味,不宜吃糖者,可用蜂蜜代替。

养生功效

中医认为,桃味有甜有酸,属温性食物,具有补气养血、养阴生津、止咳等功效,可用于大病之后气血亏虚、面黄肌瘦、心悸气短者。现代医学发现,桃中含铁量较高,在水果中几乎占居首位,是缺铁性贫血病人的理想辅助食物。这款豆浆既有桃子的香甜之味又有豆浆的醇香,味道比较鲜美,有助于润肠生津,促进血液循环,还有美肤的作用。

贴心提示

去除桃毛,可在清水中放入少许的食用碱,将鲜桃浸泡3分钟,搅动一下桃毛就会自动上浮。

西瓜豆浆

生津消暑

材料

西瓜 50克 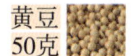　黄豆 50克 　清水 适量

做法

❶ 将黄豆洗净,在清水中浸泡6～8小时,泡至发软备用;西瓜去皮、去籽后将瓜瓤切成碎丁。

❷ 将泡好的黄豆和西瓜丁一起放入豆浆机,加水煮至西瓜豆浆做好。

❸ 过滤后,按个人口味趁热加糖调味,不宜吃糖者,可用蜂蜜代替。

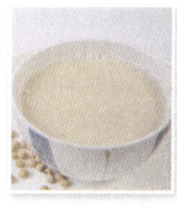

养生功效

西瓜的味道甘甜、多汁、清爽解渴,是夏季必不可少的一种水果。中医认为,西瓜能够清热解暑,除烦止渴。西瓜中含有大量的水分,在急性热病发烧、口渴汗多、烦躁时,吃上一块又甜又沙、水分充足的西瓜,症状会马上改善。西瓜豆浆可以说是夏天解暑的清凉饮品,既能除热又能解渴。

贴心提示

西瓜是寒凉食物,喝西瓜豆浆时不宜喝刚从冰箱里拿出来的,以免引起胃痉挛,从而影响胃的消化。

养生豆浆随身查

椰汁豆浆 ▶

消暑解渴

材料

椰汁适量　黄豆100克　清水适量

做法

① 将黄豆洗净,在清水中浸泡6~8小时,泡至发软备用。
② 将泡好的黄豆放入豆浆机,加水煮至豆浆做好。
③ 将打出的豆浆过滤后,兑入椰汁即可。

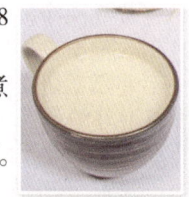

养生功效

椰子的外形很像西瓜,在果实内有一个很大空间专门来储存椰浆,椰子成熟的时候,椰汁看起来清如水,喝起来甜如蜜,是夏季极好的清热解渴之品。夏季街头卖冷饮的地方通常也会有插着吸管的椰子。用椰汁制成的豆浆是老少皆宜的美味佳品,尤其是在夏天饮用时,能够清热利尿,解渴,对于水肿、排毒也有疗效。椰子还是含碱性非常高的食物,因为身体过酸而导致的疾病,也可以通过饮用椰汁来改善。

贴心提示

体内热盛的人不宜食用椰汁豆浆;易怒、口干舌燥者,也不宜多食椰汁豆浆。

芒果豆浆 ▶

补足维生素

材料

芒果一个 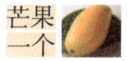 黄豆80克 清水适量

做法

❶ 将黄豆洗净,在清水中浸泡6~8小时,泡至发软备用;芒果去掉果皮和果核后,取果肉待用。

❷ 将泡好的黄豆和芒果果肉一起放入豆浆机,加水煮至芒果豆浆做好。

❸ 将打出的芒果豆浆过滤后,按个人口味趁热加糖调味,不宜吃糖者,可用蜂蜜代替。

养生功效

芒果,含有大量的维生素A,对眼睛有益;芒果含有营养素及维生素C、矿物质等,其中维生素C的含量超过了橘子、草莓等水果,所以多吃一些芒果还可以增强人体的抵抗力,还可以起到滋润肌肤的作用。芒果豆浆能够给人补充维生素A和维生素C及多种矿物质和氨基酸,饮用后对身体很有帮助。

贴心提示

挑选芒果要选皮质细腻且颜色深的,这样的芒果新鲜且熟透了;不要挑有点发绿的。果皮有少许皱褶的芒果,看起来不新鲜,其实很甜。

火龙果豆浆

有效抗衰老

材料

火龙果一个　　黄豆50克　　清水适量

做法

1. 将黄豆洗净,在清水中浸泡6~8小时,泡至发软备用;火龙果去皮后洗干净,并切成小碎丁。
2. 将泡好的黄豆和火龙果一起放入豆浆机,加水煮至火龙果豆浆做好。
3. 将打出的火龙果豆浆过滤后,按个人口味趁热加糖调味,不宜吃糖者,可用蜂蜜代替。

养生功效

火龙果的果实中含有较多的花青素,花青素是一种作用明显的抗氧化剂,能有效防止血管硬化,从而阻止老年人心脏病发作和血凝块形成引起的脑卒中。另外,它还能对抗自由基,有效缓解衰老。火龙果还能预防脑细胞病变,抑制阿尔茨海默病的发生。总体而言,火龙果豆浆的抗衰老作用明显,经常饮用还有预防便秘、防老年病变等多种功效。

贴心提示

糖尿病人不宜多食火龙果豆浆。

另类口感豆浆

咖啡豆浆 ▶ 　　　生津润燥

材料

 咖啡豆适量　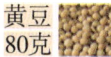 黄豆80克　 清水适量

做法

❶将咖啡豆放入咖啡机中磨好,并冲好备用。
❷将黄豆洗净,在清水中浸泡6~8小时,泡好后放入豆浆机,加水煮熟。
❸过滤后,将冲好的咖啡兑入豆浆中,按个人口味趁热加糖调味。

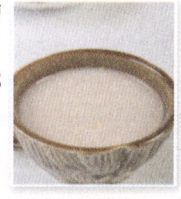

养生功效

咖啡中含有咖啡因,有刺激中枢神经、提神醒脑、促进肝糖原分解、升高血糖的功能。对于上班族而言,喝咖啡能减轻辐射对人体的伤害,这款豆浆可缓解疲劳补充体力,给你一天的好精力。

贴心提示

孕妇不宜饮用咖啡豆浆,否则咖啡因会通过胎盘影响胎儿发育。咖啡因可以兴奋儿童中枢神经,干扰儿童的记忆,所以儿童也不宜饮用。

饴糖豆浆

温补脾胃

材料

饴糖 适量　黄豆 100克 　清水 适量

做法

① 将黄豆清洗干净后,在清水中浸泡6~8小时,泡至发软备用。
② 将浸泡好的黄豆放入豆浆机的杯体中,添加清水至上下水位线之间,启动机器,煮至豆浆机提示豆浆做好。
③ 将打出的豆浆过滤后,按个人口味趁热添加适量饴糖即可。

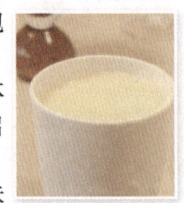

养生功效

饴糖温补脾胃,《伤寒杂病论》中的名方建中汤中就有饴糖。豆浆本身甘甜,有润肺止咳、消火化痰的功效。饴糖配上豆浆,浆香微甜,既养阴又温补,既润肺又健脾,适应于肺阴咳喘以及十二指肠溃疡的患者。

贴心提示

这款豆浆空腹服用效果更佳。

巧克力豆浆 ▶   让人心情愉悦

材料

巧克力 5克 　黄豆 100克 　清水 适量

做法

① 将黄豆洗净,在清水中浸泡6~8小时,泡至发软备用。
② 将泡好的黄豆放入豆浆机,加水煮至豆浆做好。
③ 将打出的豆浆过滤后,按个人口味趁热添加适量巧克力即可。

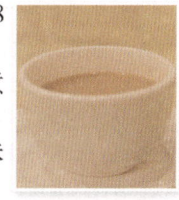

养生功效

巧克力豆浆可有效缓解压力、使人心情愉悦。巧克力能提高大脑内一种叫"塞洛托宁"的化学物质的水平。它能给人带来安宁的感觉,更好地消除紧张情绪,起到缓解压力的作用。巧克力对于集中注意力、加强记忆力和提高智力都有作用。饮用巧克力豆浆,能够让人的心情平静下来,产生愉悦感。

贴心提示

儿童不宜食用巧克力豆浆,巧克力中含有使神经系统兴奋的物质,会使儿童不易入睡和哭闹不安。糖尿病患者应少食或不食巧克力豆浆。

松花黑米豆浆 ▶

口味独特

材料

松花蛋 1个 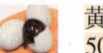　黄豆 50克　黑米 50克　清水 适量

做法

① 将黄豆洗净,在清水中浸泡6~8小时,泡至发软备用;黑米略泡,洗净;松花蛋去壳,切成小碎粒。
② 将泡好的黄豆、黑米和松花蛋放入豆浆机,加水煮至松花黑米豆浆做好。
③ 过滤后,加适量盐、鸡精即可。

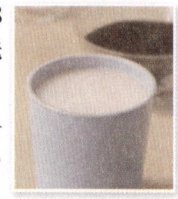

养生功效

松花蛋中的蛋白质经分解会产生氨和硫化氢,它们使松花蛋具有独特风味,能刺激消化器官,增进食欲,使营养易于消化吸收,并有中和胃酸、清凉、降压的作用。黑米中含有脂溶性维生素,特别是维生素E的含量非常丰富,能够促进人体的能量代谢;黑米中还富含人体必需的微量元素以及膳食纤维,能够为人体提供必要的能量。此豆浆味道独特,喜欢松花蛋的人不妨尝试一下。

贴心提示

儿童、脾阳不足、寒湿下痢者以及心血管病、肝肾疾病患者不宜多食松花黑米豆浆。

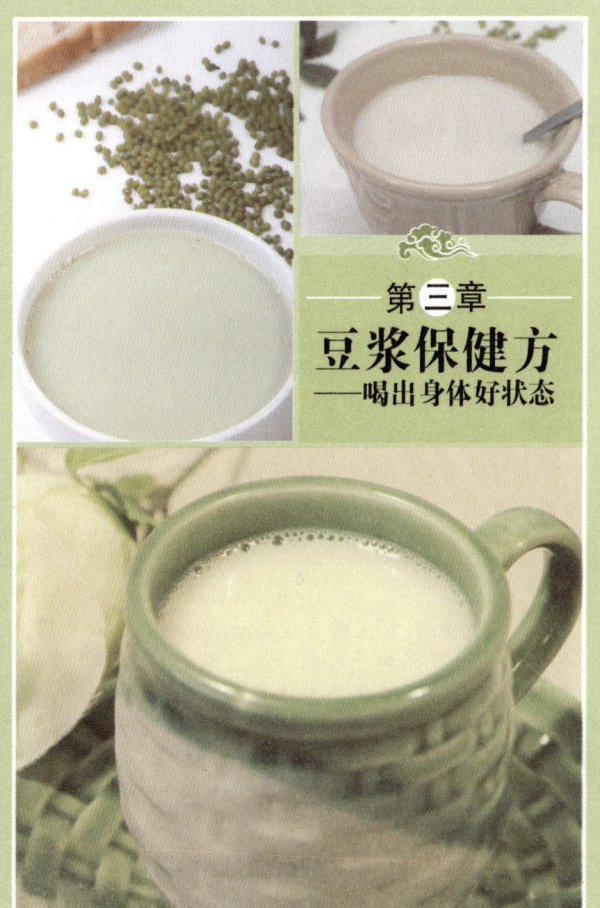

第三章
豆浆保健方
——喝出身体好状态

健脾和胃

西米山药豆浆 健脾补气

材料

西米 25克 | 黄豆 100克 | 山药 50克 | 清水 适量

做法

❶ 将黄豆洗净在清水中浸泡6~8小时，泡至发软备用；西米淘洗干净，用清水浸泡2小时；山药去皮后切成小丁，下入开水中略焯，捞出后沥干。

❷ 将泡好的黄豆同西米、山药放入豆浆机，加水煮至西米山药豆浆做好。

❸ 过滤，按个人口味加糖调味。不喜甜者也可不加糖。

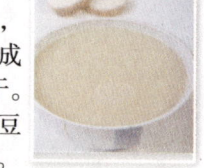

养生功效

西米能健脾，适宜脾胃虚弱和消化不良的人食用，也适宜体质虚弱和产后病后恢复期的人食用。山药能健脾补气，还能提高人体免疫力，预防胃炎、胃溃疡的复发。这款豆浆具有健脾补气的功效。

贴心提示

山药有收涩的作用，故大便燥结者不宜食用，有这方面病症的人不宜饮此款豆浆。

糯米黄米豆浆 ▶ 　提高食欲

材料

糯米 30克　黄米 20克 　黄豆 50克 　清水 适量

做法

❶ 将黄豆洗净，在清水中浸泡6~8小时；黄米、糯米洗净，浸泡2小时。
❷ 将泡好的黄豆、黄米、糯米放入豆浆机，加水煮至糯米黄米豆浆做好。
❸ 过滤，按个人口味趁热加糖调味。不喜甜者也可不加糖。

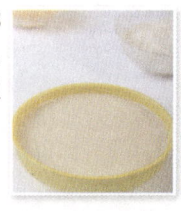

养生功效

黄米的主要功效就是健脾胃，消食止泻。糯米的健脾胃作用同样出色，是中国人自古以来常用的滋补品，对脾胃虚寒、食欲不佳、腹胀腹泻有一定的缓解作用。用黄米和糯米作为材料，再加上健脾胃功效卓著的黄豆，三者一起打出的豆浆具有很明显的健脾和胃功效，而且易于消化，能够提振食欲、预防呕吐。

贴心提示

这款豆浆中碳水化合物和钠的含量很高，所以糖尿病患者、过于肥胖者以及患有肾脏病、高血脂等慢性病的人不宜过多饮用。

养生豆浆随身查

红薯山药豆浆 ▶

滋养脾胃

材料

红薯 25克　　山药 25克　　黄豆 50克　　清水 适量

做法

1. 将黄豆洗净,在清水中浸泡6~8小时;红薯、山药去皮后切成小丁,下入开水中略焯,捞出后沥干。
2. 放入豆浆机,加水煮熟。
3. 过滤后即可饮用。

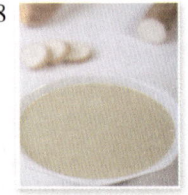

养生功效

红薯含有大量膳食纤维,能刺激肠道蠕动,通便排毒。山药含有人体需要的多种氨基酸、维生素C和黏液质,具有补脾益胃的作用,是脾胃虚弱者不可或缺的滋补品。山药所含的淀粉酶有助消化、增强食欲的作用。这款红薯山药豆浆具有润肠、滋养脾胃的功效,经常饮用还可增强人体免疫力,尤其适合亚健康人士饮用。

贴心提示

红薯缺少蛋白质和脂质,因此要搭配蔬菜、水果及蛋白质食物一起吃,才不会营养失衡。山药有收涩的作用,所以大便干燥者不宜食用红薯山药豆浆。

桂圆红枣豆浆

健脾、补血

材料

黄豆100克　桂圆5个　红枣5个　清水适量

做法

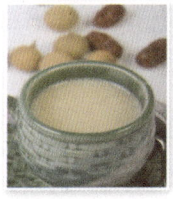

1. 将黄豆洗净,在清水中浸泡6~8小时;桂圆去皮去核;红枣去核,洗净。
2. 将泡好的黄豆同桂圆、红枣放入豆浆机,加水煮至桂圆红枣豆浆做好。
3. 过滤后,按个人口味趁热加糖调味。不喜甜者也可不加糖。

养生功效

桂圆的主要功效是养血益脾、养心补血、宁心安神,对神经衰弱、妇女更年期失眠健忘等,都有良好的食疗作用;红枣是滋补美容食品,能补中益气、养血生津、健脾养胃,可治疗脾胃虚弱、营养不良、气血亏损等症引起的面容枯槁、肌皮失调、气血不正等。黄豆有益气养血、健脾宽中、健身宁心等功效。这款豆浆能够益心脾、补气血,对神经衰弱、失眠健忘有良好的调理作用。

贴心提示

桂圆不宜多食,否则容易上火。这款豆浆不适合孕妇食用。

护心去火

百合红绿豆浆 ▶

夏日养心佳酿

材料

绿豆 20克 　红豆 40克 　百合 20克 　清水适量

做法

1. 将绿豆、红豆洗净，浸泡6～8小时备用；鲜百合洗干净，分瓣。
2. 将泡好的绿豆、红豆和鲜百合放入豆浆机，加水煮至百合红绿豆浆做好。
3. 过滤后，按个人口味趁热加糖调味。不喜甜者也可不加糖。

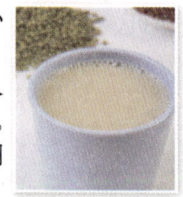

养生功效

红豆富含铁质，能行气补血，非常适合心血不足的女性食用；百合具有宁心、安神的作用，可以用来治疗热病后余热未清、烦躁失眠、心神不宁等症状；绿豆对炎夏养心也有一定的好处。这款豆浆能够强化心脏功能，改善心悸症状。

贴心提示

这款豆浆如果是冬季饮用，需要少放一点绿豆，因为绿豆本身性凉，不宜在寒冷的冬季多用。

小米红枣豆浆

防治夏季突发心脏疾病

材料

小米 30克　　红枣 20克　　黄豆 50克　　清水 适量

做法

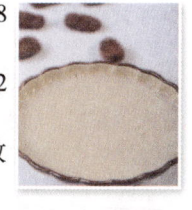

1. 将黄豆洗净，在清水中浸泡6~8小时，泡至发软备用；红枣洗干净，去核；小米淘洗干净，用清水浸泡2小时。
2. 将泡好的黄豆和红枣、小米一起放入豆浆机，加水煮豆浆做好。
3. 过滤后，按个人口味加糖调味。

养生功效

小米堪称五谷之王，其中铁、维生素、纤维素等含量都比大米高得多，具有安眠、养胃、助消化的作用。红枣中的环磷酸腺苷和环磷鸟苷，具有抑制冠心病的作用，所含维生素P能降低血清胆固醇和甘油三酯，可防治高血压、冠心病和动脉硬化。黄豆不含胆固醇，并可以降低人体胆固醇，预防心脏病。这款豆浆，可以防治夏季突发性心脏病。

贴心提示

痰湿偏盛、湿热内盛、气滞者忌食小米红枣豆浆。素体虚寒、小便清长者也不宜多食。

养生豆浆随身查

橘柚豆浆

具有很好的败火作用

材料

柚子肉 30克 　橘子肉 50克 　黄豆 40克 　清水适量

做法

① 将黄豆洗净,在清水中浸泡6~8小时,泡至发软备用。
② 将泡好的黄豆同橘子肉、柚子肉一起放入豆浆机,加水煮至橘柚豆浆做好。
③ 过滤后,按个人口味加糖调味。

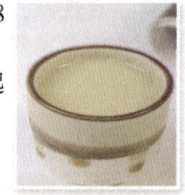

养生功效

中医认为,橘子具有润肺、止咳、化痰、健脾、顺气、止渴的药效,是老少皆宜的养生水果,尤其对老年人、急慢性支气管炎以及心血管病患者有很好的食疗效果。柚子果肉性寒,味甘、酸,有止咳平喘、清热化痰、健脾消食、解酒除烦的食疗作用。橘子和柚子中含有丰富的纤维素和多种微量元素,二者搭配黄豆制成的这款豆浆,口感清爽怡人,营养丰富,具有良好的败火作用。

贴心提示

橘子含有丰富的胡萝卜素,如果经常大量食用,可出现高胡萝卜素血症,表现为手、足皮肤泛黄,可伴有恶心、呕吐、全身乏力等症状。

小米蒲公英绿豆浆 ▶ 清热去火

材料

蒲公英 20克　小米 20克　绿豆 50克　清水 适量

做法

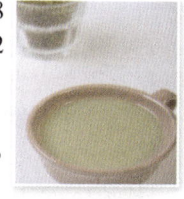

❶ 将绿豆洗净,在清水中浸泡6~8小时;小米淘洗干净,用清水浸泡2小时;蒲公英洗净加水煎汁,备用。
❷ 将泡好的绿豆与小米放入豆浆机,淋入蒲公英煎汁,加水煮至豆浆做好。
❸ 过滤,按个人口味趁热加糖调味,不宜吃糖者,也可以等豆浆凉至温热后用蜂蜜代替。

养生功效

在中医上蒲公英具有清热解毒利湿退黄等功效。平时嗓子肿痛、扁桃体发炎时用些蒲公英,能去火、消肿、止痛;小米性凉,具有除热的功效,能辅助调养脾胃虚热、烦渴;绿豆更是清热去火的代表。蒲公英、小米搭配绿豆制成的豆浆,能清热去火、消肿止渴。

贴心提示

最好能在豆浆中加入冰糖,因为冰糖有去肺火的功效。脾胃功能不好的人忌食小米蒲公英豆浆。阳虚外寒、脾胃虚弱者也忌食此豆浆。

养生豆浆随身查

百合荸荠大米豆浆 ▶ 润燥泻火

材料

| 鲜百合 15克 | 黄豆 50克 | 大米 20克 | 荸荠 45克 |

做法

1. 将黄豆洗净,在清水中浸泡6~8小时;大米淘洗干净,用清水浸泡2小时;荸荠去皮洗净,切成小丁;鲜百合洗干净,分瓣。
2. 放入豆浆机,加水煮至豆浆做好。
3. 过滤后,按个人口味加糖调味。

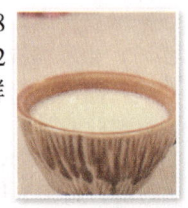

养生功效

百合是一种非常理想的解秋燥滋润肺阴的佳品,有润肺止咳、清心安神的功效,尤其是对于肺热引起的干咳、痰中带血等症,有不错的功效。中医认为,荸荠是寒性食物,既可清热泻火,又可补充营养,对于发烧初期的病人有非常好的退烧作用,还具有凉血解毒、利尿通便、化湿祛痰、消食除胀等功效。百合润燥清热,荸荠清热泻火,二者搭配大米和黄豆制成的这款豆浆,主要功效为清热泻火、润燥。

贴心提示

荸荠在淤泥中生长,所以外皮上通常会附着较多的细菌和寄生虫,食用时一定要去皮。

补肝强肝

黑米枸杞豆浆 ▶ 春季温补肝脏

材料

枸杞 5~7粒　　黑米 50克　　黄豆 20克　　清水 适量

做法

① 将黄豆洗净用清水浸泡6~8小时；黑米淘洗干净，用清水浸泡2小时；枸杞洗干净，用温水泡开。

② 将泡好的黄豆、黑米、枸杞放入豆浆机，加水煮至黑米枸杞豆浆做好。

③ 过滤后，按个人口味趁热加糖调味，不宜吃糖者，可用蜂蜜代替。不喜甜者也可不加糖。

养生功效

枸杞子是春季温补肝脏的良药，它富含硒元素和有抗肝癌的成分儿茶酚胺。可以明显降低乙肝感染率和肝脏损伤程度。黑米也有养肝明目的作用。这款豆浆很适合在春天养肝时饮用。

贴心提示

黑米因其外部有一层较坚韧的种皮，所以不容易煮烂，吃未煮烂的黑米，容易引起肠胃紊乱。

养生豆浆随身查

葡萄玉米豆浆 ▶　　护肝、调肝病

材料

玉米渣 30克　　鲜葡萄 20克　　黄豆 50克　　清水 适量

做法

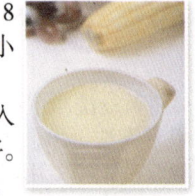

❶ 将黄豆洗净,在清水中浸泡6~8小时;玉米渣洗净,用清水浸泡2小时;葡萄去皮去子。
❷ 将泡好的黄豆、玉米渣和葡萄放入豆浆机,加水煮至葡萄玉米豆浆做好。
❸ 过滤,按个人口味趁热加糖调味,不宜吃糖者,可用蜂蜜代替。不喜甜者也可不加糖。

养生功效

葡萄中含有的多酚类物质是天然的自由基清除剂,能够有效地调整肝脏细胞的功能。葡萄还具有抗炎作用,能够与细菌病毒中的蛋白质结合,使它们失去致病能力。黄豆中富含不饱和卵磷脂,有防止脂肪肝形成的作用。而玉米含有丰富的膳食纤维和维生素,具有良好的抗癌作用。这款豆浆对于预防肝病,有一定的食疗作用。

贴心提示

葡萄不宜与水产品同时食用,吃完水产品要等两个小时才可以饮用这款豆浆。

生菜青豆浆

清肝养胃

材料

生菜 30克　青豆 70克　清水适量

做法

1. 将青豆清洗干净后，在清水中浸泡6~8小时，泡至发软备用；生菜洗净后切碎。
2. 将浸泡好的青豆和切好的生菜一起放入豆浆机的杯体中，添加清水至上下水位线之间，启动机器，煮至豆浆机提示生菜青豆豆浆做好。
3. 将打出的生菜青豆浆过滤后即可饮用。

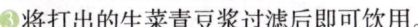

养生功效

生菜能保护肝脏，促进胆汁形成，防止胆汁瘀积，有效预防胆结石症和胆囊炎；生菜还可以清除血液中的垃圾，具有血液消毒和利尿作用，帮助肝脏排毒。青豆中含有的不饱和脂肪酸以及大豆磷脂，对于预防脂肪肝的形成很有效果。所以，用生菜和青豆制作出的豆浆，具有清肝养胃、预防脂肪肝的养生功效。

贴心提示

生菜性凉，患有尿频和胃寒的人不宜多饮生菜青豆浆。

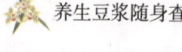

青豆黑米豆浆 ▶ 滋养肝脏

材料

| 黑米 25克 | 青豆 25克 | 黄豆 40克 | 清水适量 |

做法

❶ 将黄豆、青豆洗净,在清水中浸泡6~8小时,泡至发软备用;黑米淘洗干净后,用清水浸泡2小时。

❷ 将泡好的黄豆、青豆和黑米一起放入豆浆机,加水煮至青豆黑米豆浆做好。

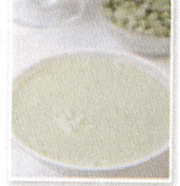

❸ 将打出的青豆黑米豆浆过滤后,按个人口味趁热加糖调味,不宜吃糖者,可用蜂蜜代替。不喜甜者也可不加糖。

养生功效

中医认为黑米入肝肾两经,所以常食黑米能够起到滋养肝脏的作用。中医认为"青"色对应人体的肝脏部位,青豆有益肝气的循环、代谢,有益消除疲劳、舒缓肝郁、防范肝疾。用黑米、青豆和黄豆制作出的豆浆,可以起到养肝、护肝、明目的作用。

贴心提示

脾胃虚弱的小儿、老人、久病体虚人群不宜多食青豆黑米豆浆。腹泻者勿食用。

茉莉绿茶豆浆

疏肝解郁

材料

茉莉花 10克 　绿茶 10克 　黄豆 70克 　清水 适量

做法

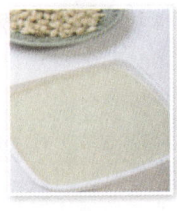

1. 将黄豆洗净，在清水中浸泡6~8小时，泡至发软备用。
2. 将泡好的黄豆和茉莉花、绿茶放入豆浆机，加水煮至茉莉绿茶豆浆做好。
3. 过滤后，按个人口味加糖调味。不喜甜者也可不加糖。

养生功效

中医认为，茉莉花具有理气止痛、开郁避秽、消肿解毒的功效。绿茶中的茶多酚可增加肝组织中肝脂酶的活性、降低肝组织中过氧化脂质含量，对脂肪肝有一定的防治作用。这款豆浆，味甜清香，茉莉花的香气可上透头顶，下去小腹，解除胸中一切陈腐之气，不但疏肝解郁令人神清气爽，还可调理干燥皮肤，具有美肌健身，提神，防老抗衰的功效。

贴心提示

女性在月经期间也不宜饮用茉莉绿茶豆浆，因为女性月经期需要补充大量的铁，而绿茶中的鞣酸会妨碍肠道黏膜对铁分子的吸收。

固肾益精

黑枣花生豆浆 ▶ 补肾养血

材料

黑枣 4枚 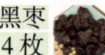　花生 25克 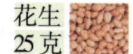　黄豆 70克 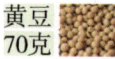　清水 适量

做法

① 将黄豆洗净，浸泡6～8小时；黑枣洗净，去核，切碎；花生去皮。
② 将泡好的黄豆和洗净的黑枣、去皮的花生放入豆浆机，加水煮熟。
③ 过滤后，按个人口味加糖调味。不喜甜者也可不加糖。

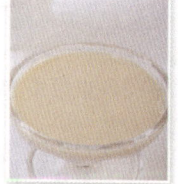

养生功效

黑枣性温味甘，有补中益气、补肾养胃补血的功能；它还含有蛋白质、糖类、有机酸、维生素和磷、钙、铁等营养成分。花生可增强记忆，抗衰老，滋润皮肤。黑枣、花生搭配黄豆制作出的这款豆浆具有补血、养肾的功效，尤其适合女人饮用。

贴心提示

黑枣若手感潮湿，颗粒不匀，表皮乌黑暗淡、纹粗而深陷，顶部有小洞，则质差，不宜选购。

黑米芝麻豆浆

"养肾好手"强肾气

材料

 黑芝麻 10克　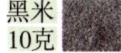 黑米 10克　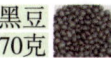 黑豆 70克　 清水适量

做法

❶将黑豆清洗干净后,在清水中浸泡6~8小时,泡至发软备用;芝麻淘去沙粒;黑米清洗干净,并在清水中浸泡2小时。

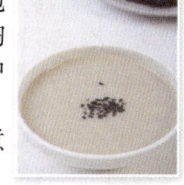

❷将上述材料放入豆浆机中,加水煮至豆浆做好。

❸过滤,按个人口味趁热往豆浆中添加适量白糖或冰糖调味,不宜吃糖的患者,可用蜂蜜代替。不喜甜者也可不加糖。

养生功效

根据《黄帝内经》中的五色应五脏原理,肾色为黑色,属冬天。黑色的食品有益肾、抗衰老的作用。黑芝麻属于我们常说的"黑五类"之一,黑米、黑豆也是典型的黑色食物。这三者都有补肾功效,它们一起制作出的豆浆,补肾效果更佳。

贴心提示

"黑五类"即黑米、黑豆、黑芝麻、黑枣、黑荞麦他们个个都是养肾的"好手"。

桂圆山药核桃黑豆浆 ▶ 益肾补虚

材料

| 黑豆 25克 | 山药 25克 | 核桃 40克 | 桂圆 适量 |

做法

① 将黑豆洗净,在清水中浸泡6~8小时,泡至发软备用;山药去皮后切成小丁,下入开水中略焯,捞出后沥干;桂圆去皮、去核;核桃仁备用。

② 将上面的食材放入豆浆机,加水煮至桂圆山药核桃黑豆浆做好。

③ 将打出的桂圆山药核桃黑豆浆过滤后即可饮用。

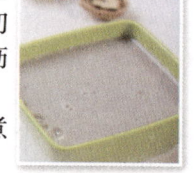

养生功效

古人很推崇桂圆的营养价值,有许多本草书都介绍了桂圆的滋养和保健作用。早在汉朝时期,桂圆就已作为药用,它有滋补强体,补心安神、养血壮阳的功效。山药具有补肾固精的作用,对于肾虚导致的遗精、尿频等症有很好的疗效。黑豆具有补肾益精、解毒利尿的功效;核桃自古也是补肾健脑的佳品;桂圆、山药、核桃搭配黑豆制成的这款桂圆山药核桃黑豆浆,可益肾补虚、滋养脾胃。

贴心提示

大便干燥者和孕妇忌食此豆浆。

木耳黑米豆浆 ▶ 滋肾养胃

材料

黑米 50克 | 黄豆 30克 | 木耳 20克 | 清水 适量

做法

①将黄豆洗净，在清水中浸泡6~8小时；黑米淘洗干净，用清水浸泡2小时；木耳洗净，用温水泡发。
②将泡好的黄豆、木耳同黑米一起放入豆浆机，加水煮熟。
③过滤，按个人口味趁热添加适量白糖，或等豆浆稍凉后加入蜂蜜即可饮用。

养生功效

黑米能滋阴补肾，长期食用可延年益寿。黑木耳性味甘平，具有补气补肾的功效，黑木耳所含的发酵和植物碱，还具有促进消化道与泌尿道各种腺体分泌的特性，并协同这些分泌物催化结石，滑润管道，使结石排出。这款豆浆滋肾养胃，有很好的食疗功效。

贴心提示

新鲜木耳中含有一种叫做"卟啉"的物质，人吃了新鲜木耳后，经阳光照射会发生植物日光性皮炎，使皮肤暴露部分出现红肿、痒痛。所以最好选用经过处理的干木耳。

养生豆浆随身查

枸杞黑豆豆浆 ▶

补肾益精、乌发

材料

| 枸杞 5~7粒 | 黑豆 10克 | 黄豆 70克 | 清水 适量 |

做法

① 将黄豆、黑豆洗净,在清水中浸泡6~8小时,泡至发软备用;枸杞洗干净后,用温水泡开。

② 将泡好的黄豆、黑豆和枸杞一起放入豆浆机,加水煮至枸杞黑豆豆浆做好。

③ 将打出的枸杞黑豆豆浆过滤后,按个人口味趁热往豆浆中加糖调味,患有不宜吃糖者,可用蜂蜜代替。

养生功效

经常服用枸杞能改善脱发、白发等问题。枸杞的补肾作用还能达到壮阳的效果,有补肾益精的作用。黑豆同样也是补肾的佼佼者,它同枸杞、黄豆搭配制成的这款豆浆具有补肾益精、乌发等功效。

贴心提示

在没有时间做豆浆的时候,也可以通过嚼服枸杞的方式达到补肾的目的,一般每天2~3次,每次10克枸杞即可。

黑米核桃黑豆豆浆 ▶ 改善肾虚症状

材料

黄豆 50克　黑豆 20克 　黑米 10克　核桃 10克

蜂蜜 10克 　清水适量

做法

❶ 将黄豆、黑豆洗净，浸泡6~8小时；黑米洗净，浸泡2小时；核桃仁准备好。
❷ 将食材放入豆浆机，加水煮熟。
❸ 过滤，趁热添加入蜂蜜即可。

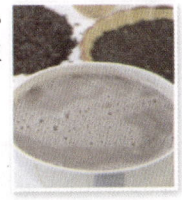

养生功效

中医认为黑豆归脾、肾经，具有补肾强身、活血利水、解毒、润肤的功效，特别适合肾虚者。核桃、黑米也具有滋阴补肾的作用，三者同黄豆一起打成的豆浆，能够辅助治疗因为肾虚引起的腰酸腿软等不适症状。

贴心提示

辨别黑豆真假主要看黑豆上的胚芽口是否为白色。所有正宗黑豆的胚芽口都是白色的。如果发现胚芽口是黑色的，说明该黑豆是经过染色的豆子，属假黑豆。

润肺补气

木瓜西米豆浆 ▶ 润肺、化痰

材料

黄豆 70克　西米 30克　木瓜 1块　清水 适量

做法

❶ 将黄豆洗净,在清水中浸泡6~8小时;西米淘洗干净,用清水浸泡2小时;木瓜去皮去子,切成小块。
❷ 将上面的食材放入豆浆机,加水煮至木瓜西米豆浆做好。
❸ 过滤,按个人口味趁热加糖调味。

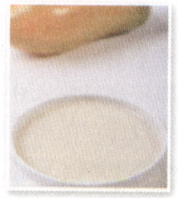

养生功效

木瓜味甘、性平、微寒,助消化之余还能消暑解渴、润肺止咳。西米能健脾、补肺、化痰。中医认为肺主皮毛,所以西米的补肺功效还可以让皮肤变得细嫩光滑。这款豆浆,味道香浓嫩滑,具有润肺化痰的功效。

贴心提示

木瓜有公母之分。公木瓜为椭圆形,比较笨重,味甜香。母木瓜偏长,核多肉松,味稍差。

荸荠百合雪梨豆浆 ▶ 养阴润肺

材料

百合 20克 　荸荠 20克　黄豆 50克 　雪梨 1个

做法

①将黄豆洗净，在清水中浸泡6~8小时；百合洗净，略泡，切碎；荸荠洗净，切碎；雪梨洗净，去皮、核，切成小块。

②将上面的食材一起放入豆浆机，加水煮至荸荠百合雪梨豆浆做好。

③过滤，按个人口味趁热加糖调味。

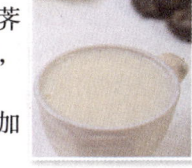

养生功效

　　荸荠和梨一样都是甘寒清凉之品，能够养阴润肺。在呼吸道传染病较多的季节，适当吃鲜荸荠和梨还有利于流脑、麻疹、百日咳以及急性咽喉炎的防治。百合也有润肺不费、止咳止血的功效，能够有效改善肺部的功能。它与荸荠、梨、黄豆一起制成的百合荸荠梨豆浆，能够润肺补肺，对于咳嗽痰多等症有一定的疗效。

贴心提示

　　荸荠百合雪梨豆浆不适合消化能力弱、脾胃虚寒的人饮用。

养生豆浆随身查

黄芪大米豆浆

改善肺气虚、气血不足

材料

黄芪 25克　　大米 25克　　黄豆 50克　　清水 适量

做法

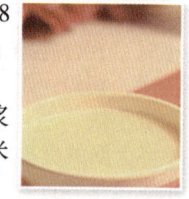

❶ 将黄豆洗净，在清水中浸泡6～8小时，泡至发软备用；黄芪煎汁备用；大米淘洗干净备用。

❷ 将泡好的黄豆和大米一起放入豆浆机，淋入黄芪汁，加水煮至黄芪大米豆浆做好。

❸ 过滤，按个人口味趁热加糖调味。

养生功效

黄芪可谓是补气的代表中药，中医认为黄芪可以补养五脏六腑之气，凡中医认为"气虚"、"气血不足"的情况，都可以用黄芪治疗。大米能益气、通血脉、补脾、养阴。用黄芪和大米制作出的这款豆浆可改善气虚、气血不足等症。

贴心提示

黄芪煎汁时，可先将黄芪放进砂锅中，加适量清水浸泡半小时，上火烧开后，转成小火继续煎半小时，去渣取汁即可。感冒发烧、胸腹有满闷感者不宜食用这款豆浆。

白果豆浆 ▶

补肺益肾、止咳平喘

材料

白果 15克　黄豆 70克　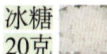冰糖 20克　清水 适量

做法

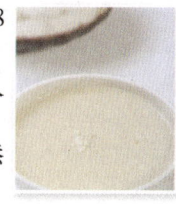

❶ 将黄豆洗净，在清水中浸泡6~8小时，泡至发软备用；白果去壳。
❷ 将泡好的黄豆和白果果肉一起放入豆浆机，加水煮至白果豆浆做好。
❸ 将打出的白果豆浆过滤后，趁热添加冰糖即可。

养生功效

白果性味甘、苦、涩、平，归肺经，具有敛肺定喘、止带浊、缩小便的作用，常被用来治疗痰多喘咳等病症。冰糖搭配上白果和豆浆，喝起来又甜又香，还能充分发挥彼此的食疗作用，能够止咳平喘、补肺益肾，对肺燥引起的咳嗽、干咳无痰、咳痰带血等症状都有较好的作用。

贴心提示

有实邪者忌服冰糖白果豆浆。使用白果切不可过量，白果生食或炒食过量可致中毒，小儿误服中毒尤为常见。成年人每天吃20~30粒为宜，小儿酌情递减。

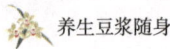

糯米杏仁豆浆

> 调养肺燥、咽干

材料

甜杏仁 4个　糯米 30克　黄豆 50克　清水 适量

做法

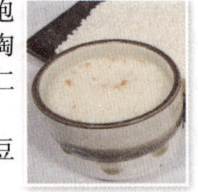

① 将黄豆清洗干净后,在清水中浸泡6~8小时,泡至发软备用;糯米淘洗干净,用清水浸泡2小时;甜杏仁切成小碎丁。

② 将食材放入豆浆机中,加水煮至豆浆做好。

③ 过滤,按个人口味加糖调味。

养生功效

糯米常入药,著名方剂"补肺阿胶汤"中就有糯米的踪影。糯米是一种温和滋补之品,能够补脾胃,益肺气,搭配其他食物对于肺部疾病有不错的效果;杏仁有甜杏仁和苦杏仁之分,苦杏仁能够止咳平喘,甜杏仁则有一定的补肺作用。糯米、杏仁搭配黄豆做成的豆浆,能够益气健脾、补肾润肺,对于用于老年性慢性支气管炎、肺气肿都有食疗作用。

贴心提示

甜杏仁也可以换成大杏仁,同样有补肺的功效。

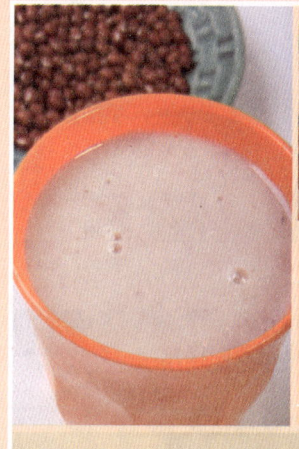
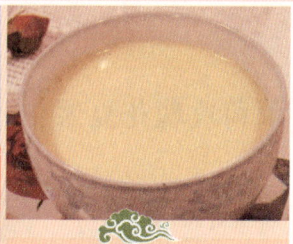

第四章
豆浆养颜方
——好身材，好容颜

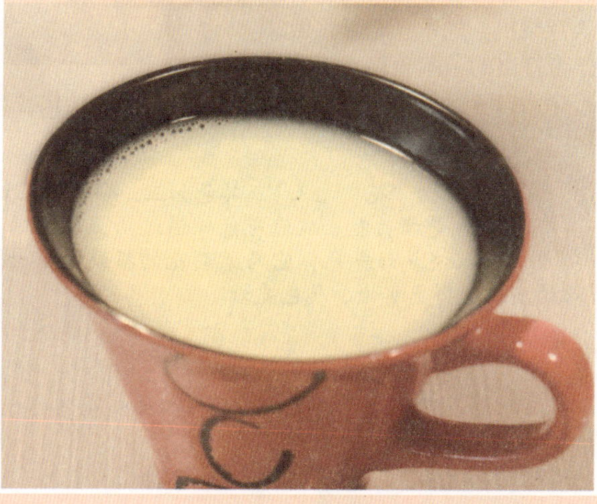

养颜润肤豆浆

茉莉玫瑰花豆浆 ▶ 滋润肌肤、补充水分

材料

茉莉花 3朵

玫瑰花 3朵

黄豆 90克

清水 适量

做法

① 将黄豆洗净,在清水中浸泡6～8小时,泡至发软备用;茉莉花瓣、玫瑰花瓣洗净备用。
② 将泡好的黄豆和茉莉花、玫瑰花放入豆浆机,加水煮至豆浆做好。
③ 将打出的茉莉玫瑰花豆浆过滤后,按个人口味趁热加糖调味,不宜吃糖者,可用蜂蜜代替。

养生功效

茉莉被喻为"花中之王",其色如玉,香气袭人,具有很高的美颜功能。玫瑰花能够通过活血化瘀的功效,令人恢复好气色,它与茉莉花的搭配能够让人的皮肤变得更水嫩、气色更好。

贴心提示

茉莉花开花时节,可以用新鲜的茉莉花制作这款豆浆,香气更加浓郁。

香橙豆浆 ▶

美白滋润肌肤

材料

橙子 1个 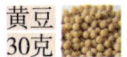 黄豆 30克 清水 适量

做法

❶将黄豆洗净,在清水中浸泡6~8小时,泡至发软备用;橙子去皮、去籽后撕碎。
❷将泡好的黄豆和橙子一起放入豆浆机,加水煮至香橙豆浆做好。
❸将打出的香橙豆浆过滤后,按个人口味趁热加糖调味,不宜吃糖者,可用蜂蜜代替。

养生功效

橙子含丰富维生素C,具有防止皮肤老化及皮肤敏感的功效。维生素C还有预防雀斑、美白的功效,那些略带油光、容易受外界物质刺激的敏感肌肤,尤其适合选用含香橙精华成分的护肤品。这款豆浆的味道酸甜可口,色泽美艳,经常饮用能起到润泽皮肤的功效。

贴心提示

过多食用橙子等柑橘类水果会引起中毒。这款豆浆不适合脾胃虚寒腹泻者及糖尿病患者饮用。

养生豆浆随身查

牡丹豆浆

塑造"国色天香"的美丽佳人

材料

牡丹花 5~8朵 　红豆 90克 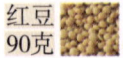　清水 适量

做法

1. 将黄豆洗净，在清水中浸泡6~8小时，泡至发软备用；牡丹花球去蒂后，仔细洗净备用。
2. 将泡好的黄豆和牡丹花一起放入豆浆机，加水煮至牡丹豆浆做好。
3. 将打出的牡丹豆浆过滤后，按个人口味趁热加糖调味，也可以用蜂蜜代替。

养生功效

从唐代起，牡丹就被喻为"国色天香"，被赋予了国花的地位。牡丹不仅具有极高的欣赏价值，它的药用价值也很大，并能帮助女人养颜。中医认为，牡丹养血和肝、散郁祛瘀，适用于面部黄褐斑、皮肤衰老。经常饮用牡丹花和黄豆制成的豆浆，可以令气血充沛、容颜红润、精神饱满，还可减轻生理疼痛，对改善贫血及养颜美容有益。

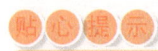

如果不要求口感一定细腻，这款豆浆也可以不过滤。

红枣莲子豆浆

养血安神、抗衰老

材料

红枣 15克　莲子 15克　黄豆 50克　清水 适量

做法

❶ 将黄豆洗净,在清水中浸泡6~8小时,泡至发软备用;红枣洗净,去核,切碎;莲子洗净略泡。

❷ 将泡好的黄豆和红枣、莲子放入豆浆机,加水煮至红枣莲子豆浆做好。

❸ 将打出的红枣莲子豆浆过滤后,按个人口味趁热加糖调味,不宜吃糖者,可用蜂蜜代替。不喜甜者也可不加糖。

养生功效

红枣对于促进血液循环很有帮助,现代药理学发现红枣含有环磷酸腺苷(CAMP),能扩张冠状动脉,增强心肌收缩力。在精神紧张、心中烦乱、睡眠不安或出现更年期综合征时,中医的处方常配加红枣,主要是红枣有镇静作用。莲子有养心安神的功效,对于多梦失眠有一定的作用。用红枣搭配上莲子和黄豆制成豆浆来饮用,能够养血安神,令肌肤有光彩。

贴心提示

糖尿病患者应当少食或者不食红枣莲子豆浆。

养生豆浆随身查

红豆黄豆豆浆 ▶ 排毒美肤

黄豆 30克　红豆 60克　蜂蜜 10克　清水 适量

做法

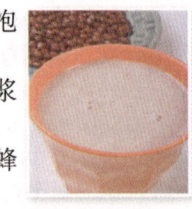

❶ 将黄豆、红豆洗净，在清水中浸泡6～8小时，泡至发软备用。
❷ 将泡好的黄豆和红豆一起放入豆浆机，加水煮至豆浆做好。
❸ 将打出的豆浆过滤后，稍凉后添加蜂蜜即可。

养生功效

　　红豆富含铁质，食用后能令人气色变得红润起来，多吃红豆还可以补血、促进血液循环，是女性健康美容的良好伙伴。另外，红豆还有利水消肿的作用，能够清热解毒，营养学也认为红豆含有较多的皂角甙，能够刺激肠道，所以红豆有良好的利尿作用。一个人如果体内毒素过多，皮肤肯定会出现色斑、痤疮等，而红豆具有清热排毒的作用，对于改善肌肤也有好处。加入蜂蜜和黄豆的营养成分后，这款红豆黄豆豆浆不但味道香甜，还能让皮肤也变得红润起来。

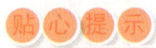

这款豆浆在夏季饮用，美肤的效果更佳。

薏米玫瑰豆浆 ▶

改善面色暗沉

材料

| 玫瑰花 15朵 | 薏米 20克 | 黄豆 50克 | 清水 适量 |

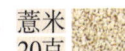
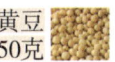

做法

❶ 将黄豆洗净,在清水中浸泡6~8小时,泡至发软备用;玫瑰花洗净;薏米淘洗干净,用清水浸泡2小时。

❷ 将泡好的黄豆、薏米和玫瑰花一起放入豆浆机,加水煮至薏米玫瑰豆浆做好。

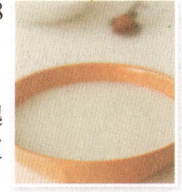

❸ 将打出的薏米玫瑰豆浆过滤后,按个人口味趁热加糖调味,不宜吃糖者,可用蜂蜜代替。不喜甜者也可不加糖。

养生功效

玫瑰花芳香怡人,有理气和血、舒肝解郁、降脂减肥、润肤养颜等作用。薏米中含有的维生素E能保持皮肤光泽细腻,对消除粉刺、色斑、改善肤色,都有一定的效果。这款豆浆能消除面部暗疮,改善面色暗沉。

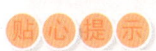

因为玫瑰花能活血化瘀,多食薏米能滑胎,所以孕妇不宜食用此豆浆,以免导致流产。

美体减肥豆浆

薏米红枣豆浆 ▶　　适宜水肿型肥胖

材料

薏米 30克　　红枣 20克　　黄豆 50克　　清水 适量

做法

① 将黄豆洗净，在清水中浸泡6~8小时；红枣洗净，去核，切碎；薏米淘洗干净，用清水浸泡2小时。
② 将上面的食材一起放入豆浆机，加水煮至薏米红枣豆浆做好。
③ 过滤后，加糖调味。

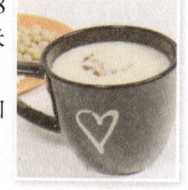

养生功效

　　薏米能强筋骨、健脾胃、消水肿、去风湿、清肺热等。薏米的祛湿作用，能够为脾脏减轻负担，从而达到减肥的目的。红枣最突出的特点是维生素含量高，它能保证减肥时人体营养的补充，让人健康减肥。这款豆浆适宜水肿型肥胖者食用。

贴心提示

　　红枣的糖分含量较高，所以糖尿病患者应当少食或不食。

糙米红枣豆浆 ▶ 有助减肥

材料

糙米 50克　红枣 20克　黄豆 30克　清水 适量

做法

❶ 将黄豆洗净，在清水中浸泡6~8小时，泡至发软备用；红枣洗净，去核，切碎；糙米淘洗干净，用清水浸泡2小时。

❷ 将泡好的黄豆、糙米和红枣一起放入豆浆机，加水煮至糙米红枣豆浆做好。

❸ 将打出的糙米红枣豆浆过滤后，按个人口味趁热加糖调味，不宜吃糖者，可用蜂蜜代替。不喜甜者也可不加糖。

养生功效

研究证明，糙米饭的血糖指数低，且易增加饱腹感，有利于控制食量，从而帮助肥胖者减肥。红枣性平，味甘，具有补中益气、养血安神、健脾和胃之功效，还具有增加肌力、健体美容的功效。用糙米和红枣制作出的豆浆有减肥功效。

贴心提示

痰湿偏盛、湿热内盛、腹部胀满者不宜饮用本款豆浆。

西芹荞麦豆浆 ▶

不易发胖

材料

西芹 20克　荞麦 30克　黄豆 50克　清水 适量

做法

❶ 将黄豆洗净，在清水中浸泡6~8小时至发软备用；西芹择洗干净切成碎丁；荞麦洗净，用清水浸泡2小时。
❷ 将泡好的黄豆、荞麦和西芹放入豆浆机，加水煮至西芹荞麦豆浆做好。
❸ 将打出的西芹荞麦豆浆过滤后，按个人口味趁热加糖调味，不宜吃糖者，可用蜂蜜代替。

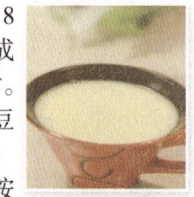

养生功效

　　荞麦是一种粗粮，几乎所有的粗粮都有减肥的功效。而且，荞麦还具有清理肠道沉积废物的作用。西芹的膳食纤维丰富，二者搭配能够缩短体内废物在肠道内堆积的时间，尽快将它们排出体外。体内的"垃圾"处理系统运转正常，身体就不容易发胖。它们搭配黄豆而成的豆浆，既营养丰富，又不容易让人发胖。

贴心提示

　　由于芹菜有清热的特殊功效，故消化不良者和肠胃功能较差者，宜常饮西芹荞麦豆浆。

荷叶绿豆豆浆

安全减肥

材料

荷叶 20克　绿豆 30克　黄豆 50克　清水 适量

做法

1. 将黄豆、绿豆洗净，在清水中浸泡6~8小时，泡至发软备用；荷叶择洗干净后，切成碎丁。
2. 将泡好的黄豆、绿豆同切碎的荷叶一起放入豆浆机，加水煮至荷叶绿豆豆浆做好。
3. 将打出的荷叶绿豆豆浆过滤后即可饮用。

养生功效

荷叶有利尿、通便的功效。利尿可以帮助排除体内多余的水分，消除水肿，通便可以清理肠胃，排除体内毒素。利用荷叶和绿豆、黄豆做成的豆浆，可以说是一种安全、绿色的减肥佳品。

贴心提示

荷叶绿豆豆浆只适用于水肿型肥胖者及有便秘现象的肥胖者。荷叶性寒，从这个方面来说，荷叶绿豆豆浆并不适合体质虚弱或寒性体质的肥胖者，否则会导致腹泻，如果过量饮用，就会严重腹泻甚至脱水。

养生豆浆随身查

桑叶绿豆豆浆 ▶ 利水消肿

材料

桑叶20克　绿豆30克　黄豆50克　清水适量

做法

① 将黄豆、绿豆洗净,在清水中浸泡6～8小时,泡至发软备用;桑叶择洗干净后,切成碎丁。

② 将泡好的黄豆、绿豆同切碎的桑叶一起放入豆浆机,加水煮至桑叶绿豆豆浆做好。

③ 将打出的桑叶绿豆豆浆过滤后即可饮用。

养生功效

桑叶有利水的作用,不仅可以促进排尿,还可使积在细胞中的多余水分排走,能够消肿。桑叶还可将血液中过剩的中性脂肪和胆固醇排清,即清血功能。正因如此,它既可以减肥,又可以改善因为肥胖引起的高脂血症。桑叶和绿豆、黄豆制成的豆浆,能够利水消肿,起到减肥的作用,还能防止心肌梗死、脑出血。

贴心提示

桑叶绿豆豆浆适合肝燥者食用。桑叶性寒,有疏风散热、润肺止咳的功效,因此,风寒感冒有鼻塞、流清涕、咳嗽的人不宜食用这款豆浆。

护法乌发豆浆

核桃黑豆浆 ▶

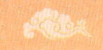

补肾、乌发、防脱发

材料

核桃仁 2~3个 　黑豆 80克 　清水 适量

做法

❶ 将黑豆洗净,在清水中浸泡6~8小时,泡至发软备用;核桃仁碾碎。
❷ 将泡好的黑豆和碾碎的核桃仁放入豆浆机,加水煮至核桃黑豆浆做好。
❸ 过滤,按个人口味加糖调味。

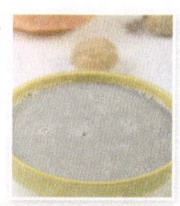

养生功效

核桃仁含有亚麻油酸及钙、磷、铁,经常食用可润肌肤、乌须发。黑豆就是一种常用的补肾佳品,具有补肾益精和润肤、乌发的作用肾虚是导致脱发和白发的重要原因,这款豆浆具有补肾功效,可以乌发、防脱发。

贴心提示

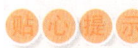

黑豆不适宜生吃,尤其是肠胃不好的人,生吃会出现胀气现象。

养生豆浆随身查

芝麻核桃豆浆 ▶

防治头发早白、脱落

| 黑芝麻 20克 | 核桃仁 1~2个 | 黄豆 70克 | 清水 适量 |

做法

❶ 将黄豆洗净浸泡6~8小时，备用；黑芝麻淘去沙粒；核桃仁碾碎。

❷ 将上述食材放入豆浆机中，加水煮至豆浆做好。

❸ 过滤，按个人口味趁热加糖调味。

养生功效

芝麻、核桃和黄豆一起制成的豆浆有防止头发早白及防脱的功效。中医认为头发的营养来源是在于血，假如头发变白或易于脱落，多半是因为肝血不足，肾气虚弱所致。所以中医在治疗白发和脱发上讲究补肝血、补肾气。黑芝麻性味甘平，有滋肝益肾、补血生津等功效；核桃也有滋血养发的作用，黄豆可以防止头发干枯。因此黑芝麻、核桃搭配黄豆制成的这款豆浆，可以防治头发早白和脱落。

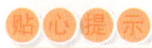 贴心提示

不要剥掉核桃仁表面的褐色薄皮，因为这样会损失一部分营养。

芝麻黑米黑豆豆浆 ▶ 改善孩子头发稀疏问题

材料

 黑芝麻 20克　　 黑豆 50克　　 黑米 30克　　 清水适量

做法

❶ 将黄豆、黑豆洗净，浸泡6~8小时至发软备用；黑芝麻准备好；黑米淘洗干净，用清水浸泡2小时。

❷ 将上述食材放入豆浆机，加水煮至芝麻黑米黑豆豆浆做好。

❸ 过滤，按个人口味趁热加糖调味，不宜吃糖者，可用蜂蜜代替。不喜甜者也可不加糖。

养生功效

这款豆浆很适合头发稀疏的孩子食用。一般而言，小孩儿如果头发仍旧发黄、稀疏，这都属于肾气不足的表现。中医认为"黑色入通于肾"，黑色食品都有补肾功效。黑米、黑豆、黑芝麻都属于黑色食品，他们可以帮助孩子提升肾中阳气，更是能够滋阴补虚，而且容易消化，能改善孩子头发稀疏的状况。

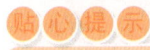

脾胃虚弱的小儿不宜食用这款豆浆。

芝麻花生黑豆浆 ▶ 改善脱发、须发早白

材料

| 黑芝麻 20克 | 黑豆 50克 | 花生 30克 | 清水适量 |

做法

❶ 将黑豆洗净，在清水中浸泡6~8小时，泡至发软备用；芝麻淘去沙粒；花生去皮。

❷ 将食材一起放入豆浆机，加水煮至芝麻花生黑豆浆做好。

❸ 过滤，按个人口味加糖调味。

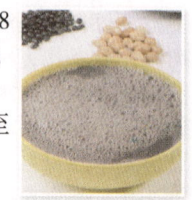

养生功效

头发的光彩与肾精的充盛也有很密切的关系。肾精充盛，则头发乌黑有光泽，如果肾精不足，则发质分叉、枯黄无泽。人们都知道，如果头发看起来不好，应该多吃黑芝麻之类的食物，其实这些东西在很大程度上就是用来强壮补肾的。黑豆、花生和黑芝麻都有助于补肾益精，它们共同作用可使肾精充盛，令头发变得更有光泽。这款豆浆能改善脱发、须发早白和非遗传性白发。

贴心提示

花生仁不要去除红衣，因为它能补血、养血、止血。

第四章
豆浆养颜方——好身材，好容颜

核桃黑米豆浆

滋阴补肾、护法乌发

材料

核桃仁 1~2 颗　　黄豆 50克　　黑米 30克　　清水 适量

做法

❶ 将黄豆洗净，在清水中浸泡 6~8 小时，泡至发软备用；黑米淘洗干净，用清水浸泡 2 小时；核桃仁碾碎。

❷ 将食材放入豆浆机，加水煮至核桃黑米豆浆做好。

❸ 过滤，按个人口味趁热加糖调味，不宜吃糖者，可用蜂蜜代替。不喜甜者也可不加糖。

养生功效

头发的乌黑亮泽同肝脏和肾脏的健康有着莫大的关系。中医认为"发为血之余"，肝主藏血，肾主藏精，精生于血。也就是白发和脱发等头发上的一系列问题，同肝血不足或者肾精不足有关系。而核桃和黑米都是滋补肝肾的佳品，所以将它们搭配起来能达到养发护发的目的。

贴心提示

真假黑米的辨别：正宗黑米只是表面米皮为黑色，剥去米皮，米心是白色，米粒颜色有深有浅，而染色黑米颜色基本一致。

抗衰防老豆浆

杏仁芝麻糯米豆浆 ▶ 延缓衰老

材料

熟芝麻 10克　糯米 20克　杏仁 10克　黄豆 10克

做法

① 将黄豆洗净，在清水中浸泡6～8小时至发软备用；糯米洗净，在清水中浸泡2小时；芝麻和杏仁分别碾碎。
② 将泡好的食材放入豆浆机煮熟。
③ 过滤，按个人口味趁热加适量白糖，或等豆浆稍凉后加入蜂蜜即可饮用。

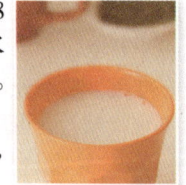

养生功效

常吃芝麻，能清除细胞内衰老物质"自由基"，延缓细胞的衰老；杏仁中含有丰富的维生素E，维生素E是一种强抗氧化物质，增强机体免疫力，减缓衰老；糯米可以温补人的脾胃，帮助吸收。此豆浆，能够减缓衰老，预防多种慢性病。

贴心提示

产妇、幼儿、病人，特别是糖尿病患者不宜食用杏仁芝麻糯米豆浆。

黑豆胡萝卜豆浆

抗氧化、防衰老

材料

胡萝卜 1/3 根 　黑豆 50克　黄豆 30克 　清水 适量

做法

① 将黑豆和黄豆洗净,在清水中浸泡6～8小时至发软备用;胡萝卜切成小丁,下入开水中略焯,捞出后沥干。
② 将泡好的黑豆、黄豆同胡萝卜丁放入豆浆机,加水煮至豆浆做好。
③ 过滤,按个人口味加糖调味,不宜吃糖者可用蜂蜜代替。不喜甜者也可不加糖。

养生功效

胡萝卜素可以说是胡萝卜中最负盛名的成分,胡萝卜素进入人体被吸收后,可转化成维生素A,加强免疫力,抗癌防病;黑豆含有锌、硒等微量元素,对延缓人的衰老和降低血液黏稠度等有益。所以,胡萝卜、黑豆和黄豆制成的这款豆浆能抗氧化,防衰老。

贴心提示

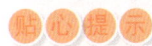

想要孩子的女性不宜多饮黑豆胡萝卜豆浆。另外,大量摄入胡萝卜素会令皮肤的色素产生变化,变成橙黄色。

养生豆浆随身查

核桃小麦红枣豆浆 ▶ 增强免疫力

材料

小麦仁 30克 　核桃仁 2个　红枣 5个 　黄豆 40克

做法

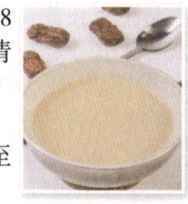

❶ 将黄豆洗净,在清水中浸泡6~8小时,泡至发软;小麦仁洗净,在清水中浸泡2小时;红枣洗净,去核,切碎;核桃仁碾碎。

❷ 将上述食材放入豆浆机,加水煮至豆浆做好。

❸ 过滤,按个人口味加糖调味。

养生功效

　　小麦仁中富含膳食纤维,可帮助人体排便,降低心血管疾病的发生;核桃能保护脑细胞免受自由基的袭击,有增强免疫力和抗炎的功效。红枣有"天然维生素丸"的美誉,它能提高机体免疫力。这款豆浆能够增强身体的免疫力,延缓衰老。

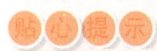

　　取核桃仁时,有个简便的方法。可以将核桃放入蒸锅中大火蒸上5分钟,然后迅速取出过凉水,这样不但容易取出完整的核桃仁,而且还会令核桃仁表皮的那层褐色薄皮没了涩味,变得更香。

松仁开心果豆浆 ▶ 适于老年心血管病患者

材料

开心果 25克　松仁 25克　黄豆 30克　清水 适量

做法

1. 将黄豆洗净，在清水中浸泡6～8小时，泡至发软；松仁、开心果仁碾碎。
2. 将上述食材放入豆浆机，加水煮至豆浆做好。
3. 过滤，按个人口味加糖调味。

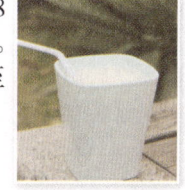

养生功效

松仁性温味甘，具有养阴、熄风、润肺、滑肠等功效，能治疗风痹、头眩等病。松仁中的不饱和脂肪酸对促进脑细胞发育有良好的功效。松仁还能够降血糖、防止动脉硬化、防止因胆固醇增高而引起心血管疾病。开心果富含精氨酸，它不仅可以缓解动脉硬化的发生，有助于降低血脂，还能降低心脏病发作危险。开心果还可降低胆固醇含量，减少心脏病的发病率。这款豆浆适合老年人食用，能够有效预防心血管疾病。

贴心提示

脾虚腹泻以及多痰患者不宜食用松仁。由于这款豆浆的油脂含量丰富，胆功能严重不良者应慎饮。

紫薯红豆浆

清除自由基、抗老化

材料

红小豆 50克　　紫薯 50克　　清水 适量

做法

❶ 将红小豆洗净，在清水中浸泡6～8小时，泡至发软备用；紫薯去皮、洗净，之后切成小碎丁。

❷ 将泡好的红小豆和切好的紫薯丁一起放入豆浆机，加水煮至紫薯红豆浆做好。

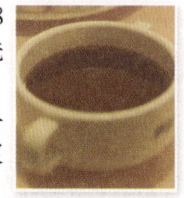

❸ 将打出的紫薯红豆浆过滤后即可饮用。

养生功效

紫薯富含花青素，花青素可营养皮肤，增强皮肤免疫力，应对各种过敏性症状。红豆中富含铁质，经常食用能使人气色红润，多吃红豆还能补血、促进血液循环、强化体力、增强抵抗力。

贴心提示

紫薯含有一种氧化酶，这种酶容易在人的胃肠道里产生大量二氧化碳气体，如吃得过多，会使人腹胀、呃逆、放屁。紫薯的含糖量较高，吃多了可刺激胃酸大量分泌，使人感到胃灼热。

排毒清肠豆浆

莴笋绿豆豆浆 ▶ 排毒、去火

材料

莴笋 30克 　绿豆 50克 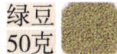　黄豆 20克 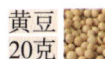　清水 适量

做法

❶ 将黄豆、绿豆洗净，浸泡6～8小时；莴笋洗净切成小段，下入开水中焯烫，捞出沥干。
❷ 将食材一起放入豆浆机，加水煮熟。
❸ 过滤后即可食用。

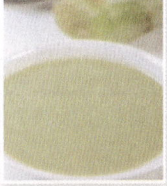

养生功效

莴笋、绿豆和黄豆制成的豆浆，对于改善人的排泄系统很有帮助。莴笋含钾量较高，有利于排尿，对高血压和心脏病患者极为有益。绿豆可以通过利尿、清热的办法，来化解并排出心脏的毒素。黄豆具有通便、排毒功效。

贴心提示

将买来的莴笋放入盛有凉水的器皿内，水淹至莴笋主干1/3处，这样放置多日仍可保持新鲜。脾胃虚寒者和产后妇女不宜多食这款豆浆。

养生豆浆随身查

芦笋绿豆豆浆 ▶ 抗毒抗癌

材料

芦笋 30克　　绿豆 50克　　黄豆 20克　　清水 适量

做法

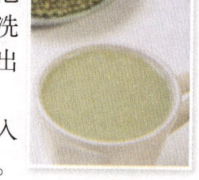

❶ 将黄豆、绿豆洗净,在清水中浸泡6~8小时,泡至发软备用;芦笋洗净切成小段,下入开水中焯烫,捞出沥干。

❷ 将泡好的黄豆、绿豆和芦笋一起放入豆浆机,加水煮至芦笋绿豆豆浆做好。

❸ 将打出的芦笋绿豆豆浆过滤后即可食用。

养生功效

芦笋中含有丰富的硒元素,硒是抗癌元素之王,芦笋还富含组织蛋白中的酰胺酶,这是一种使细胞生长正常的物质,加之所含叶酸、核酸的强化作用,能有效控制癌细胞生长。绿豆具有清热解毒功效。芦笋搭配绿豆、黄豆制成的这款豆浆具有排毒抗癌的功效。

贴心提示

芦笋营养丰富,尤其是嫩茎的顶尖部分,各种营养物质含量最为丰富。但芦笋不宜生吃,也不宜长时间存放,存放一周以上最好就不要食用了。

糯米莲藕豆浆 ▶　通便又排毒

材料

糯米 30克　　莲藕 20克　　黄豆 50克　　清水 适量

做法

❶ 将黄豆洗净,在清水中浸泡6~8小时;糯米淘洗干净,浸泡2小时;莲藕去皮切成小丁,下入开水中略焯。
❷ 将上述食材放入豆浆机,加水煮至糯米莲藕豆浆做好。
❸ 过滤后即可饮用。

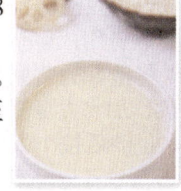

养生功效

莲藕中含有黏液蛋白和膳食纤维,能与人体内胆酸盐、食物中的胆固醇及甘油三酯结合,使其从粪便中排出,从而减少脂类的吸收。糯米也是排毒的佳品,有补中益气、养胃健脾、止泻、解毒疗疮等功效。莲藕、糯米和黄豆一起制成的豆浆,能够通便、排毒,帮助排除身体内的废物,增加机体的抗病能力。

贴心提示

食用莲藕要挑选外皮呈黄褐色、肉肥厚而白的。没切过的莲藕可在室温中放置一周的时间,切过的莲藕要在切口处覆以保鲜膜,冷藏可保鲜一个星期左右。

养生豆浆随身查

海带豆浆 ▶ 排出重金属元素

材料

海带 20克　黄豆 70克　清水 适量

做法

❶ 将黄豆洗净浸泡6~8小时，泡至发软备用；海带水发泡后洗净，切碎。
❷ 将泡好的黄豆和海带一起放入豆浆机，加水煮至海带豆浆做好。
❸ 过滤后按个人口味趁热加糖调味。不喜甜者也可不加糖。

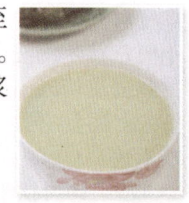

养生功效

　　海带中的胶质成分能促进体内的放射性物质随同尿液排出体外。海带中的碘质和海藻酸能促进铅的排出，海带中的褐藻酸能减慢肠道吸收放射性元素锶的速度，使锶排出体外，具有预防白血病的作用。黄豆也有排毒作用，它能解酒毒、增强肝脏的解毒功能。经常用电脑、电器、手机的现代人，可以在平时多饮用海带豆浆，能获得双倍排毒的效果。

贴心提示

　　脾胃虚寒、甲亢中碘过盛型的病人要忌食海带豆浆。孕妇与乳母不可过量食用海带豆浆。海带豆浆不宜与茶水一同饮用，以免影响海带中铁的吸收。

糙米燕麦豆浆 ▶ 食物纤维促排毒

材料

燕麦片 30克 　糙米 20克 　黄豆 50克 　清水 适量

做法

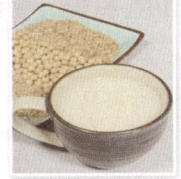

❶ 将黄豆清洗干净后，在清水中浸泡6～8小时，泡至发软备用；糙米淘洗干净，用清水浸泡2小时；燕麦片备用。

❷ 将上述食材放入豆浆机中，加水煮至豆浆做好。

❸ 过滤，按个人口味加糖调味。

养生功效

燕麦、大豆和糙米中都含有大量的膳食纤维，经常食用会令大便通畅，体内废物等毒素也会随之排出。食物纤维的体积大，能够促进肠蠕动、减少食物在肠中的停留时间。另外，糙米具有分解农药等放射性物质的功效，从而可有效防止体内吸收有害物质，达到防癌的作用。这款豆浆不但能够促进肠蠕动，同时也可以分解农药等放射物质。

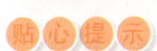

搅打豆浆前最好先将糙米用水充分浸泡，因为糙米的米质比较硬，浸泡后能打得细碎一些。

补气养血豆浆

红枣紫米豆浆 ▶ 养血安神

材料

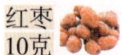 红枣 10克
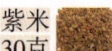 紫米 30克
 黄豆 60克
 清水 适量

做法

❶ 将黄豆洗净，在清水中浸泡6～8小时；红枣洗净，去核；紫米淘洗干净，用清水浸泡2小时。

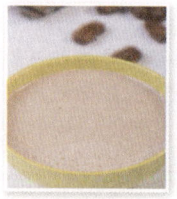

❷ 将泡好的黄豆同紫米、红枣放入豆浆机，加水煮至红枣紫米豆浆做好。

❸ 过滤后，按个人口味趁热加糖调味。

养生功效

红枣具有养血安神的功效，是滋补阴虚的良药。而且红枣性质平和，无论在月经前或后，都可饮用，有极高的抗衰老和养颜作用。紫米有养血的功效。用红枣和紫米制作的这款豆浆有养血安神的功效。

贴心提示

痰湿偏盛、湿热内盛、腹部胀满者忌食红枣紫米豆浆。

花生红枣豆浆 ▶

养血、补血可助怀孕

材料

黄豆 60克　红枣 15克　花生 15克　清水 适量

做法

❶ 将黄豆洗净,在清水中浸泡6～8小时,泡至发软备用;红枣洗干净,去核;花生仁洗净。
❷ 将泡好的黄豆和红枣、花生放入豆浆机,加水煮至花生红枣豆浆做好。
❸ 过滤后,按个人口味趁热加糖调味,不宜吃糖者,可用蜂蜜代替。不喜甜者也可不加糖。

养生功效

红枣和花生都是药食同源的食物,能生血补血。现代女性大多因生活工作压力大而致情志不畅,使得气滞血瘀、月经不调,最终降低了受孕的概率,多吃花生和红枣是比较合适的。这款豆浆,既能养血、补血,又能止血,最宜用于身体虚弱的出血病人,体质比较消瘦、怕冷的人也很适用。

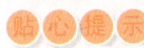

肠胃虚弱的人在饮用这款豆浆时,不宜同时吃黄瓜和螃蟹,否则会造成腹泻。

黑芝麻枸杞豆浆 ▶ 防治缺铁性贫血

材料

枸杞子 25 克 　黑芝麻 25 克 　黄豆 50 克　清水适量

做法

❶ 将黄豆洗净，在清水中浸泡6~8小时，泡至发软备用；芝麻准备好；枸杞洗干净。

❷ 将上述食材一起放入豆浆机，加水煮至黑芝麻枸杞豆浆做好。

❸ 过滤后，按个人口味趁热加糖调味，不宜吃糖者，可用蜂蜜代替。不喜甜者也可不加糖。

养生功效

黑芝麻枸杞豆浆，对于防治缺铁性贫血有一定的功效。芝麻中富含的芝麻油有很好的凝血作用，对治疗血小板的作用已经得到广泛承认。芝麻还有补肾的作用，由于脾肾亏虚导致的贫血也可通过食用芝麻得到缓解。枸杞子和黄豆中的铁元素含量也很高，加上黑芝麻一起磨成的豆浆，对防治缺铁性贫血有一定帮助。

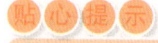

黑芝麻保存不当，外表容易出现油腻潮湿的现象，这时最好不要再食用。

山药莲子枸杞豆浆 ▶ 通利气血

材料

| 山药 30克 | 莲子 10克 | 枸杞 10克 | 黄豆 50克 |

做法

❶ 将黄豆清洗干净后,在清水中浸泡6～8小时,山药去皮后切成小丁,下入开水中灼烫,捞出沥干;莲子洗净后略泡。
❷ 将食材放入豆浆机,加水煮熟。
❸ 将打出的山药莲子枸杞豆浆过滤后,按个人口味趁热添加适量白糖或冰糖调味,不宜吃糖的患者,可用蜂蜜代替。不喜甜者也可不加糖。

养生功效

山药是补气血的好东西,可润泽肌肤、美容养颜;莲子善于补五脏不足,通利十二经脉气血,使气血畅而不腐;枸杞能通过滋阴增液来间接益气生血。这款山药、莲子、枸杞和黄豆搭配制作出的豆浆能使人气血通畅、精力旺盛。

贴心提示

大便燥结者不宜食用这款豆浆。感冒发烧、身体有炎症、腹泻的人最好不要食用。性欲亢进者不宜食用。糖尿病患者要慎用。

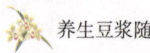

红枣枸杞紫米豆浆 ▶ 补气养血、补肾

材料

紫米 20克　　红枣 20克　　枸杞 10克　　黄豆 50克

做法

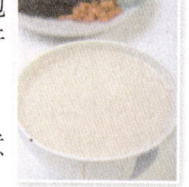

① 将黄豆清洗干净后,在清水中浸泡6~8小时,泡至发软备用;红枣洗干净,去核;枸杞洗干净,用清水泡软;紫米淘洗干净,用清水浸泡2小时。

② 将上述食材放入豆浆机中,加水煮至豆浆做好。

③ 过滤,按个人口味加糖调味。

养生功效

　　红枣是补血最常用的食物。中医认为枸杞能补肝血,又认为"久视伤肝血",经常对着电脑用眼过度伤肝血的人,最宜食用枸杞。《本草纲目》记载,紫米也有滋阴补肾、明目活血等作用。因此这款豆浆有补气养血、补肾的功效,适合电脑族经常饮用。

贴心提示

　　枸杞以宁夏出产的质量最好,又红又大,当地人更喜欢买来当零食,犹如葡萄干一般随手拿来食用,其实枸杞生吃的味道也很不错,但不能吃太多,否则容易上火。

桂圆红豆浆 ▶ 改善心血不足

材料

桂圆 30克　红豆 10克　清水 适量

做法

❶ 将红豆洗净，在清水中浸泡6～8小时，泡至发软备用；桂圆肉切碎。
❷ 将泡好的红豆和桂圆一起放入豆浆机，加水煮至桂圆红豆浆做好。
❸ 过滤，按个人口味趁热加糖调味。

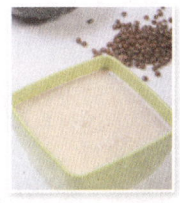

养生功效

桂圆有益脾胃、补气血、宁心神的功用，用桂圆打出的豆浆，能补血养气，对体虚失眠健忘或因思虑过度引起的神经衰弱、失眠惊悸，或更年期妇女失眠、心烦、出汗，均有疗效。红豆既能清心火，也能补心血，其粗纤维物质丰富，临床上有降血脂、降血压、改善心脏活动功能等功效；同时红豆又富含铁质，能行气补血。心血不足的人非常适合饮用桂圆红豆浆。

贴心提示

购买桂圆时应挑选干爽的成品，买回来后，放入密封性能好的保鲜盒、保险袋里，存放在阴凉通风的地方，必要时可放入冰箱冷藏保存。

黑豆玫瑰花油菜豆浆

> 活血化瘀、疏肝解郁

材料

| 玫瑰花10克 | 黑豆20克 | 油菜20克 | 黄豆50克 |

做法

❶ 将黄豆、黑豆洗净,在清水中浸泡6~8小时,泡至发软备用;油菜择洗干净,切碎;玫瑰花洗净,用水泡开。

❷ 将上述材料放入豆浆机,加水煮至豆浆做好。

❸ 过滤,按个人口味趁热加糖调味。不宜吃糖者,可用蜂蜜代替。

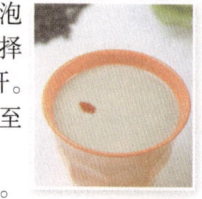

养生功效

玫瑰花药性温和,能够温养人的心肝血脉,抒发体内郁气,起到镇静、安抚、抗抑郁的功效。对于女性来说,多吃玫瑰花球,有利于气血运行。油菜有促进血液循环、散血消肿的作用。孕妇产后瘀血腹痛、丹毒、肿痛脓疮可通过食用油菜来辅助治疗;黑豆具有滋阴补肾的作用。这款豆浆,具有活血化瘀、疏肝解郁的养生功效。

贴心提示

孕早期妇女,痧痘、目疾患者,小儿麻疹后期,不宜饮用此豆浆。

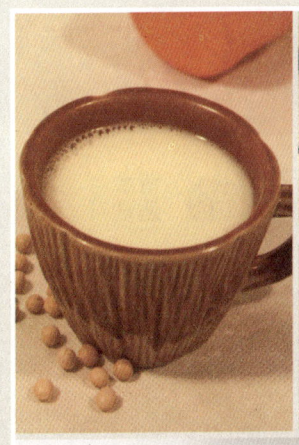
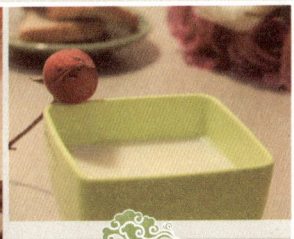

第五章
不同人群豆浆
——一杯豆浆养全家

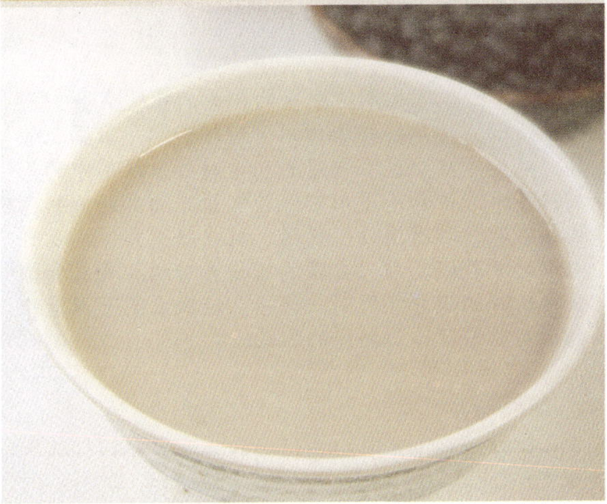

上班族 >>>>>

绿茶绿豆豆浆 ▶ 消除辐射对脏器功能的影响

材料

| 黄豆 50克 | 绿豆 20克 | 绿茶 10克 | 清水 适量 |

做法

❶ 将黄豆、绿豆洗净,在清水中浸泡6～8小时备用;绿茶沏成茶水。
❷ 将泡好的黄豆和绿豆一起放入豆浆机,倒入茶水,再加水煮熟。
❸ 过滤,按个人口味趁热加糖调味。

养生功效

茶叶含有与人体健康密切相关的生化成分,有提神清心、清热解暑等作用,对辐射病、心脑血管病、癌症等疾病也有一定的药理功效。绿茶中的茶多酚是水溶性物质,用它洗脸能清除面部的油腻,收敛毛孔,具有消毒、灭菌、抗皮肤老化,减少日光中的紫外线辐射对皮肤的损伤等功效。黄豆和绿豆中所含的成分能够对抗辐射。这款豆浆可以消除辐射对脏器及造血功能的影响。

贴心提示

服药前后1小时不要饮用此豆浆。

玫瑰花红豆浆 ▶ 改善暗黄肌肤

材料

玫瑰花 5~8 朵 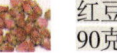　红豆 90 克 　清水 适量

做法

①将红豆洗净,在清水中浸泡 6~8 小时,泡至发软备用;玫瑰花瓣仔细洗净备用。

②将泡好的红豆和玫瑰花一起放入豆浆机,加水煮至玫瑰花红豆浆做好。

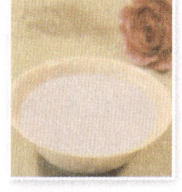

③将打出的玫瑰花红豆浆过滤后,按个人口味趁热加糖调味,以减少玫瑰花的涩味。不宜吃糖者,可用蜂蜜代替。不喜甜者,也可不加糖。

养生功效

玫瑰花是女人养颜的佳品,因为它具有理气活血的作用,能够帮助女性改善暗黄的肌肤;红豆也是女人养颜的好帮手,能够补血,多吃可以令人气色红润。这款豆浆,有活血化瘀、美容养颜、提升肤色的功效。

贴心提示

玫瑰花具有活血化瘀的作用,孕妇不宜饮用这款豆浆,以免导致流产。

南瓜牛奶豆浆 ▶ 补充体能、提高工作效率

材料

南瓜 50克　　黄豆 50克　　牛奶 250克　　清水 适量

做法

❶将黄豆洗净，在清水中浸泡6～8小时，泡至发软备用；南瓜去皮，洗净切成小碎丁。

❷将泡好的食材放入豆浆机，加水煮至豆浆做好。

❸过滤后，兑入牛奶，加糖调味即可。

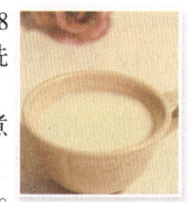

养生功效

南瓜中含有人体所需的多种氨基酸，其中赖氨酸、亮氨酸、异亮氨酸、苯丙氨酸、苏氨酸等含量较高，能够迅速补充身体所需的营养物质。牛奶富含蛋白质、脂肪和多种维生素，能够迅速为人体提供营养和能量。这款豆浆能够迅速补充体能，帮助上班族提高工作效率。

贴心提示

如果要喝甜牛奶，一定要等牛奶煮开后再放糖，不要提前放。因为牛奶中的赖氨酸与果糖在高温下，会生成果糖基赖氨酸，这是一种有毒物质，会对人体产生危害。

核桃大米豆浆

缓解疲劳、增强抗压能力

材料

核桃仁 2个　　黄豆 50克　　大米 50克　　清水 适量

做法

❶将黄豆清洗干净后,在清水中浸泡6~8小时,泡至发软备用;大米洗净后,在水中浸泡2小时。核桃仁备用,可碾碎。

❷将食材放入豆浆机,加水煮熟。

❸将打出的核桃大米豆浆过滤后,按个人口味趁热添加适量白糖或冰糖调味,不宜吃糖的患者,可用蜂蜜代替。不喜甜者也可不加糖。

养生功效

核桃性温、味甘、无毒,有健胃、补血、润肺、养神等功效,是食疗佳果。核桃中含有大量脂肪和蛋白质,且极易被人体吸收。它所含的蛋白质中含有对人体极为重要的赖氨酸,对大脑神经的营养极为有益。经常吃些核桃,既能强壮身体,又能赶走疾病的困扰,对于缓解疲劳和压力也非常有效。大米味甘性平,能够补中益气,健脾强胃。通常午餐食用大米能够保证下午精力充沛。对于都市白领而言,经常饮用核桃大米豆浆,能缓解疲劳,增强抗压能力。

无花果绿豆豆浆 ▶ 有很强的抗辐射功效

材料

无花果 20克 　黄豆 50克 　绿豆 30克　清水 适量

做法

❶将黄豆、绿豆洗净，在清水中浸泡6～8小时；无花果洗净，去蒂，切碎。
❷将泡好的黄豆、绿豆和无花果一起放入豆浆机，加水煮熟。
❸将打出的无花果绿豆豆浆过滤后，按个人口味趁热加糖调味，不宜吃糖者，可用蜂蜜代替。不喜甜者也可不加糖。

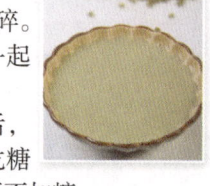

养生功效

无花果含有大量的果胶和维生素，果实吸水膨胀后，能吸附多种化学物质。所以食用无花果后，能使肠道各种有害物质被吸附，然后排出体外，能净化肠道，促进有益菌类增殖。无花果还有很好的抗辐射作用。黄豆、绿豆和无花果均有一定的抗辐射作用，三者一起制作出的豆浆，是理想的抗辐射食品。

贴心提示

脂肪肝患者、脑血管意外患者、腹泻者、正常血钾性周期性麻痹等患者不适宜食用无花果绿豆豆浆。

准妈妈 >>>>>

红腰豆南瓜豆浆 ▶ 补血、增强免疫力

材料

红腰豆60克 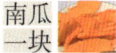南瓜一块 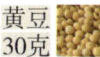黄豆30克 清水适量

做法

❶ 黄豆洗净,在清水中浸泡6~8小时;红腰豆洗净,碾碎;南瓜洗净,去瓤,切成小块。
❷ 将上述食材放入豆浆机,加水煮熟。
❸ 过滤,按个人口味趁热加糖调味。

养生功效

红腰豆含丰富的维生素、铁质和钾等矿物质,有补血、增强免疫力、帮助细胞修补及防衰老等功效。南瓜不仅含有丰富的糖类、淀粉、脂肪和蛋白质,更重要的是含有人体造血必需的微量元素铁和锌。其中铁是构成血液中红细胞的重要成分之一,锌直接影响成熟红细胞的功能。这款豆浆有补血、增强免疫力的功效,特别适合孕妇食用。

贴心提示

红腰豆含有一种叫植物雪球凝集素的天然植物毒素,一定要彻底煮熟才可以食用。

养生豆浆随身查

银耳百合黑豆浆 ▶ 缓解妊娠反应

材料

鲜百合 20克 　黑豆 50克 　银耳 20克 　清水 适量

做法

❶将黑豆洗净,在清水中浸泡6~8小时,泡至发软备用;百合洗干净,分成小瓣;银耳泡发洗干净,撕碎。
❷将泡好的黑豆和百合、银耳放入豆浆机,加水煮至银耳百合黑豆浆做好。
❸过滤,按个人口味趁热加糖调味。

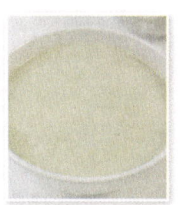

养生功效

百合除含有淀粉、蛋白质、脂肪及钙、磷、铁、维生素外,还含有秋水仙碱等多种生物碱,具有良好的营养滋补之功。银耳含有丰富的维生素D,对于人体的生长发育很有帮助。黑豆能够健脾利湿,安神养心,能够缓解孕妇的焦虑和不安情绪。这款豆浆综合了百合、银耳和黑豆的功效,能够滋阴润肺,清心安神,对于缓解孕期妊娠反应和焦虑性失眠有不错的效果。

贴心提示

外感风寒引起的感冒、咳嗽和因湿热生痰咳嗽,以及阳虚畏寒怕冷者均不宜饮用。

豌豆小米豆浆

对胎儿和准妈妈都有益

材料

黄豆 40克　豌豆 30克　小米 20克　清水 适量

做法

❶将黄豆洗净,在清水中浸泡6~8小时,泡至发软备用;小米洗净,在清水中浸泡2小时;豌豆洗净备用。

❷将泡好的黄豆、豌豆和小米放入豆浆机,加水煮至豌豆小米豆浆做好。

❸过滤后,按个人口味趁热加糖调味,不宜吃糖者,可用蜂蜜代替。不喜甜者也可不加糖。

养生功效

虚寒体质,免疫力较差的孕妇可以多食小米粥,因为小米具有滋阴养血和预防呕吐的功效。小米所含的氨基酸有消炎杀菌的功效,还能够预防早期流产。豌豆中所含的优质蛋白质可以提高机体的抗病能力。孕妇常食豌豆对于胎儿的头部和骨骼发育有良好的影响。这款豆浆,对于促进胎儿中枢神经系统发育有很好的帮助,另外还能增强准妈妈的体质。

贴心提示

豌豆圆身的又称蜜糖豆或蜜豆,扁身的称为青豆或荷兰豆。豌豆的豆荚可以作为蔬菜烹制。

养生豆浆随身查

芦笋生姜豆浆 ▶ 补充叶酸

材料

芦笋 30克　生姜 20克　黄豆 50克　清水 适量

做法

❶ 黄豆洗净，在清水中浸泡6~8小时；芦笋洗净切成小段，下入开水中焯烫，捞出沥干；生姜挤出姜汁待用。
❷ 将泡好的黄豆和芦笋放入豆浆机，倒入姜汁，加水煮至豆浆做好。
❸ 过滤后即可食用。

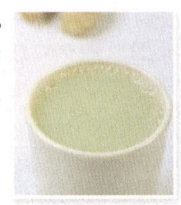

养生功效

芦笋含有丰富的叶酸，是孕妇补充叶酸的重要来源。叶酸是一种水溶性B族维生素，孕妇对叶酸的需求量比正常人高4倍。叶酸不足，孕妇易发生胎盘早剥等；胎儿易发生宫内发育迟缓，早产和出生低体重。生姜可刺激唾液、胃液和消化液的分泌，刺激胃肠蠕动，同时防恶心、止呕吐。这款豆浆可很好地为准妈妈补充所需的叶酸，并可缓解恶心呕吐。

贴心提示

芦笋中的叶酸很容易被破坏，所以若用来补充叶酸应避免高温烹煮，最佳的食用方法用微波炉小功率加热。

新妈妈 >>>>>

莲藕红豆豆浆 ▶ 去除产妇体内瘀血

材料

| 红小豆 20克 | 莲藕 30克 | 黄豆 50克 | 清水 适量 |

做法

❶ 黄豆、红小豆洗净,在清水中浸泡 6～8 小时;莲藕去皮后切成小丁,下入开水中略焯,捞出后沥干。
❷ 将上述食材放入豆浆机,加水煮熟。
❸ 过滤后即可饮用。

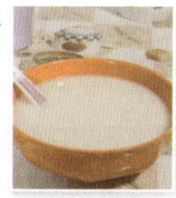

养生功效

莲藕含有多种营养及天冬碱、蛋白质氨基酸、葫芦巴碱、蔗糖、葡萄糖等,能够活血化瘀,帮助清除产妇体内瘀血。红豆有补血功效,可促进血液循环、强化体力,增强抵抗力。莲藕、红豆和黄豆一起制成的豆浆,能够暖宫,消解腹内积存的瘀血。

贴心提示

在挑选藕的时候,一定要注意,发黑、有异味的藕不宜食用。应该挑选外皮呈黄褐色,肉肥厚而又白的,不要选用那些伤、烂,有锈斑、断节或者是干缩变色的藕。

养生豆浆随身查

红枣红豆豆浆 ▶ 促进乳汁分泌

材料

黄豆 30克　红豆 20克　红枣 50克　清水 适量

做法

❶将黄豆、红豆洗净,在清水中浸泡6~8小时,泡至发软备用;红枣去核,洗净,切碎。
❷将泡好的黄豆、红豆和红枣放入豆浆机,加水煮至红枣红豆豆浆做好。
❸将打出的红枣红豆豆浆过滤后,按个人口味趁热加糖调味,不宜吃糖者,可用蜂蜜代替。不喜甜者也可不加糖。

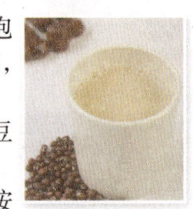

养生功效

红豆是补血佳品,孕妇和产妇应当多吃红豆。红枣中含量丰富的环磷酸腺苷、儿茶酸具有独特的防癌降压功效,是极佳的营养滋补品。红枣、红豆和黄豆制成的这款豆浆能够补益气血、对于新妈妈产后恢复体力和促进乳汁分泌有一定的食疗功效。

贴心提示

服用退烧药时不宜饮用这款豆浆,因为退烧药与红枣容易形成不溶性的复合体,减少身体对药物的吸收。

南瓜芝麻豆浆 ▶

> 让新妈妈恢复体力

材料

| 黑芝麻50克 | 黄豆50克 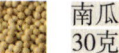 | 南瓜30克 | 清水适量 |

做法

❶ 黄豆洗净，在清水中浸泡6~8小时；黑芝麻准备好；南瓜去皮，洗净切成小碎丁。
❷ 将食材放入豆浆机，加水煮熟。
❸ 过滤后，按个人口味趁热加糖调味，不宜吃糖者，可用蜂蜜代替。

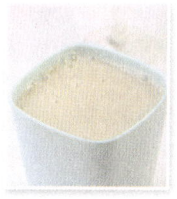

养生功效

南瓜多糖能促进细胞因子生成，增强免疫力。南瓜中的类胡萝卜素在机体内可转化成维生素A，对上皮组织的生长分化、维持正常视觉、促进骨骼的发育具有重要生理功能。南瓜中高钙、高钾、低钠，因此，南瓜特别适合新妈妈食用。黑芝麻含有的铁和维生素E是预防贫血、活化脑细胞、消除血管胆固醇的重要成分。这款豆浆，能迅速补充能量，护养产妇身体。

贴心提示

黑芝麻含有较多油脂，有润肠通便的作用，患有慢性肠炎、便溏腹泻者不宜饮用这款豆浆。

养生豆浆随身查

山药牛奶豆浆 ▶

改善产后少乳现象

| 牛奶 250毫升 | 山药 30克 | 黄豆 50克 | 清水 适量 |

做法

❶将黄豆洗净,在清水中浸泡6~8小时,泡至发软备用;山药去皮后切成小丁,下入开水中灼烫,捞出沥干;牛奶备用。

❷将泡好的黄豆同煮熟的山药丁一起放入豆浆机,加水煮至豆浆做好。

❸过滤,兑入牛奶,加糖调味。

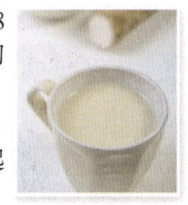

养生功效

山药富含胡萝卜素、维生素、淀粉酶以及黏多糖等营养物质。可提高人体免疫力。而黏多糖与无机盐结合,可增强骨质、改善心血管疾病。牛奶、黄豆则能够迅速为产妇补充营养,促进乳汁分泌。山药、黄豆、牛奶搭配制成的这款豆浆能帮孕妇改善产后少乳现象。

贴心提示

山药皮中所含的皂角素或黏液里含的植物碱,容易导致皮肤过敏,所以处理山药时应避免直接接触,并且削完山药的手不要乱碰,马上洗手。

红豆腰果豆浆 ▶ 促进乳汁分泌

材料

红豆 20克　　腰果 30克　　黄豆 50克　　清水 适量

做法

1. 黄豆、红豆洗净，在清水中浸泡6~8小时；腰果略泡，碾碎。
2. 将浸泡好的黄豆、红豆、腰果一起放入豆浆机的杯体中，添加清水至上下水位线之间，启动机器，煮至豆浆机提示红豆腰果豆浆做好。
3. 过滤，按个人口味趁热加糖调味。

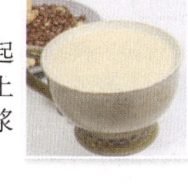

养生功效

腰果营养丰富，含有丰富的蛋白质、维生素B_1，能够补充营养，消除疲劳。腰果所含的维生素A能够使产妇抗衰老，保养肌肤。乳汁不足的新妈妈就可以多食腰果，因为腰果有催乳的作用。红豆历来都是女性的滋补佳品，不仅有利湿的作用，还有催乳的作用。这款豆浆能够促进新妈妈的母乳分泌。

贴心提示

腰果中含有多种致敏源，所以过敏体质的人最好不要饮用这款豆浆。

养生豆浆随身查

宝宝 >>>>>

芝麻燕麦豆浆 ▶ 适合小宝宝的快速成长

材料

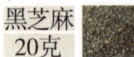
黑芝麻 20克

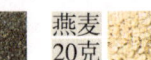
燕麦 20克

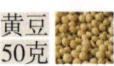
黄豆 50克

清水 适量

做法

❶将黄豆洗净,在清水中浸泡6~8小时,泡至发软备用;燕麦淘洗干净,用清水浸泡2小时;黑芝麻淘去沙粒。
❷将泡好的黄豆、燕麦和黑芝麻放入豆浆机,加水煮至芝麻燕麦豆浆做好。
❸将打出的芝麻燕麦豆浆过滤后,按个人口味趁热加糖调味,不喜甜者也可不加糖。

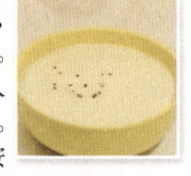

养生功效

黑芝麻的含铁量丰富,生长发育的儿童食用后,能够预防缺铁性贫血。黄豆的含钙量较高,对预防小儿佝偻病较为有效。所以,这款由黑芝麻、燕麦和黄豆组成的豆浆,适合成长中的小宝宝食用,能够预防小儿佝偻病和缺铁性贫血。

贴心提示

黑芝麻含有较多油脂,便溏腹泻的宝宝不宜饮用这款豆浆。

燕麦核桃豆浆

促进孩子的大脑发育

材料

 核桃仁 4颗
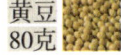 黄豆 80克
 燕麦 20克

 清水 适量

做法

1. 将黄豆洗净，在清水中浸泡6～8小时，泡至发软备用；燕麦淘洗干净，用清水浸泡2小时；核桃仁碾碎。
2. 将泡好的黄豆、燕麦和核桃仁放入豆浆机，加水煮至燕麦核桃豆浆做好。
3. 过滤后，按个人口味趁热加糖调味。

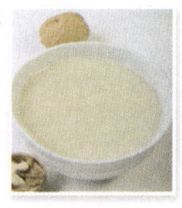

养生功效

核桃中的脂肪和蛋白质是大脑最好的营养物质，还含有钙、磷、铁、胡萝卜素、核黄素、维生素B_6、维生素E、胡桃叶醌、磷脂、鞣质等营养物质，能够促进大脑发育，并且缓解脑力疲劳。燕麦有大量的蛋白、纤维和大量碳水化合物，相比那些低纤维、高碳水化合物的谷物早餐，燕麦能提供更长、更持续的能量。由核桃、燕麦、黄豆做成的豆浆可促进宝宝大脑发育。

贴心提示

肠道敏感的人不宜吃太多的燕麦，以免引起胀气、胃痛或腹泻。

养生豆浆随身查

红豆胡萝卜豆浆 ▶   增强孩子的免疫力

材料

| 胡萝卜 1/3 根 | 红豆 20克 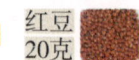 | 黄豆 50克 | 清水适量 |

做法

1. 黄豆、红豆洗净,在清水中浸泡6~8小时;胡萝卜去皮后切成小丁,下入开水中略焯,捞出后沥干。
2. 将食材一起放入豆浆机,加水煮熟。
3. 过滤,趁热加入冰糖即可饮用。

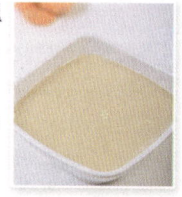

养生功效

胡萝卜含有多种微量元素,可增强机体免疫力,抑制癌细胞的生长。胡萝卜中的芥子油和膳食纤维可促进胃肠蠕动,促进体内废弃物的排出。常吃胡萝卜可降低血脂、稳定血压、软化血管、预防动脉硬化等症。β-胡萝卜素在进入人体后可以转变为维生素A,在促进宝宝的生长发育上有较好的功效。这款豆浆具有促进宝宝生长发育、抵抗传染病、增强孩子免疫力的功效。

贴心提示

这款豆浆在给宝宝饮用时最好别加白糖,白糖需要在胃内经过消化酶转化为葡萄糖后才能被人体吸收,这对于消化功能比较弱的宝宝不利。

牛奶绿豆浆 ▶

适合1岁半幼儿

材料

牛奶 250毫升 　绿豆 80克 　清水 适量

做法

❶将绿豆洗净,在清水中浸泡6～8小时,泡至发软,放入高压锅煮约30分钟,煮成豆沙,盛出待用。
❷将绿豆沙放入豆浆机,兑入牛奶,加水煮至豆浆做好。
❸将打出的豆浆过滤后,按个人口味趁热加糖调味。

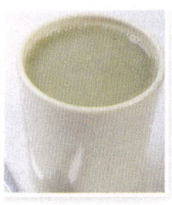

养生功效

绿豆能帮助排泄体内毒素,促进机体的正常代谢。牛奶的营养成分很高,且矿物质丰富。最难得的是,牛奶是人体钙的最佳来源,而且钙磷比例非常适当,利于钙的吸收。这款牛奶绿豆浆适合1岁半幼儿饮用,妈妈可以每天为宝宝做1～2杯,帮宝宝补充营养,让宝宝健康成长。

贴心提示

买来的牛奶倒入干净的透明玻璃杯中,慢慢倾斜玻璃杯,如果有薄薄的奶膜留在杯子内壁,且不挂杯,容易用水冲下来,那就是新鲜的牛奶。

学生 >>>>>

红枣香橙豆浆 ▶ 给大脑增添活力

材料

| 红枣 10克 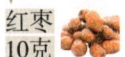 | 橙子 1个 | 黄豆 70克 | 清水 适量 |

做法

❶将黄豆洗净,在清水中浸泡6~8小时,泡至发软备用;红枣洗净,去核,切碎;橙子去皮、去籽后撕碎。
❷将泡好的黄豆和红枣、橙子放入豆浆机,加水煮至红枣香橙豆浆做好。
❸将打出的红枣香橙豆浆过滤后,按个人口味趁热加糖调味,不宜吃糖者,可用蜂蜜代替。

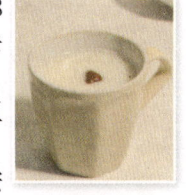

养生功效

正在生长发育高峰的青少年容易发生贫血,大枣对他们会有十分理想的食疗作用。橙子含橙皮甙、柠檬酸、苹果酸、琥珀酸、糖类、果胶和维生素等,又含挥发油,能够为身体补充营养。这款豆浆对于增强大脑活力,提高免疫力很有帮助。

贴心提示

橙子在剥皮的时候,可以像削苹果一样削皮,这样就不会有橙子汁溢出来了。

核桃杏仁绿豆豆浆 ▶ 提高学习效率

材料

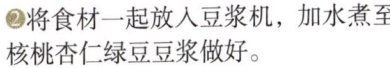

核桃仁 4颗　　黄豆 50克　　绿豆 50克　　杏仁 10克

做法

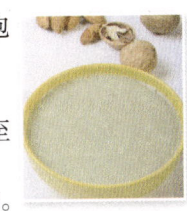

❶将黄豆、绿豆洗净,在清水中浸泡6～8小时,泡至发软备用;杏仁、核桃洗干净,泡软。

❷将食材一起放入豆浆机,加水煮至核桃杏仁绿豆豆浆做好。

❸过滤后,按个人口味趁热加糖调味。

养生功效

　　核桃含有锌、锰、铬等人体不可缺少的微量元素,对脑神经补益最大。杏仁含磷、铁、钙及不饱和脂肪酸,是维持人体健康的重要营养要素,每日饮用可迅速补充营养,维持体力。绿豆、黄豆能够增强细胞活性。这款豆浆含有丰富的多不饱和脂肪酸,在进入人体后可生成DHA,有增强记忆力和判断力的功效。

贴心提示

　　中国南方产的杏仁又称"南杏",味略甜,具有润肺、止咳、滑肠等功效。北杏则带苦味,多作药用,具有润肺、平喘的功效。

蜂蜜薄荷绿豆豆浆 ▶ 提神醒脑

材料

黄豆 30克　绿豆 20克　红枣 50克　清水 适量

做法

① 将黄豆、绿豆洗净，在清水中浸泡6～8小时；薄荷叶洗净备用。
② 将泡好的黄豆、绿豆和薄荷叶一起放入豆浆机，加水煮至豆浆做好。
③ 过滤，待豆浆晾温后加蜂蜜调味。

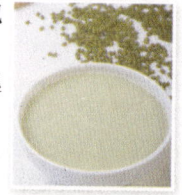

养生功效

薄荷性凉味辛，有宣散风热、清头目、透疹之功，它还具有兴奋大脑、促进血液循环、发汗、消炎镇痛、止痒解毒和疏散风热的作用。薄荷入茶饮，可消除头痛、牙痛、恶心感，及皮肤瘙痒、腹部胀气、腹泻、消化不良、便秘等症状。绿豆有清热解毒之功，经常食用绿豆可以补充营养，增强体力。黄豆能够迅速补充机体能量，抵抗疲劳。这款豆浆在健脑提神方面有显著效果。

贴心提示

绿豆皮中的类黄酮，和金属离子作用之后，可能形成颜色较深的复合物。煮绿豆汤时，用铁锅最不合适，而用砂锅最为理想。

荞麦红枣豆浆 ▶　　提神醒脑

材料

荞麦30克　　红枣20克　　黄豆50克　　清水适量

做法

❶黄豆洗净，在清水中浸泡6～8小时；红枣洗净，去核，切碎；荞麦淘洗干净，用清水浸泡2小时。

❷将泡好的黄豆、荞麦和红枣放入豆浆机，加水煮至荞麦红枣豆浆做好。

❸过滤后，按个人口味趁热加糖调味，不宜吃糖者，可用蜂蜜代替。不喜甜者也可不加糖。

养生功效

　　荞麦的蛋白质比大米和面粉都高，且饱含赖氨酸和精氨酸，有助于孩子的成长。红枣是很好的营养品，富含维生素，在国外的一项临床研究显示：连续吃大枣的病人，健康恢复比单纯吃维生素药剂快3倍以上。因此，大枣就有了"天然维生素丸"的美誉。利用荞麦和大枣做成的豆浆，能够给成长中的学生补充身体必备的营养，有助于他们的健康。

贴心提示

　　这款豆浆并不适合早餐和晚餐，它不容易消化，容易让胃部受损，每次也不应食用过多。

养生豆浆随身查

榛子杏仁豆浆 ▶

恢复学生的体能

材料

榛子仁 20克　黄豆 60克　杏仁 20克　清水 适量

做法

❶黄豆洗净，在清水中浸泡6~8小时；杏仁、榛子仁碾碎备用。
❷将食材放入豆浆机，加水煮熟。
❸过滤后，按个人口味趁热加糖调味，不宜吃糖者，可用蜂蜜代替。

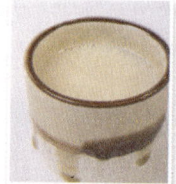

养生功效

榛子富含油脂，使所含的脂溶性维生素更易为人体所吸收，对体弱、易饥饿的人都有很好的补养作用，也很适合帮助学生恢复体能；杏仁中含有丰富的营养物质，对于维持人体的生长发育以及神经系统运行非常重要，有利于提高学习能力和记忆力；黄豆富含多种维生素，而胆固醇的含量较低，对恢复体能有益。这款豆浆，适宜学习了一天的学生补充体能，有抗疲劳功效。

贴心提示

剥榛子可将易拉罐环上的铁片弯折几下，去掉不要，剩下的小圆圈插到榛子的开口里，钥匙开门一样轻轻一转，榛子壳就裂开了。

蜂蜜黄豆绿豆浆 ▶ 给学生补充营养

材料

黄豆 50克　　绿豆 50克 　　清水 适量

做法

1. 将黄豆、绿豆清洗干净后,在清水中浸泡6~8小时,泡至发软备用。
2. 将上述食材放入豆浆机中,加水煮至豆浆做好。
3. 过滤后,按个人口味加蜂蜜调味。

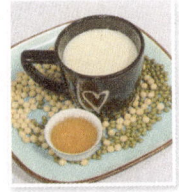

养生功效

蜂蜜是一种营养丰富的天然滋养食品,也是最常用的滋补品之一。食用蜂蜜能迅速补充体力,消除疲劳,增强对疾病的抵抗力。在所有的天然食品中,大脑神经元所需要的能量在蜂蜜中含量最高。蜂蜜中的果糖、葡萄糖可以很快被身体吸收利用,改善血液的营养状况。绿豆有清热解暑,止渴利尿,解一切食物中毒等功效。黄豆、绿豆、蜂蜜一起制成豆浆,能给学生补充多种营养物质,还有开胃的功效。

贴心提示

蜂蜜不要太早加入,要等豆浆温热时再加进去。太早加入会因为高温破坏蜂蜜中的维生素和酶类,并且影响原有的口感和风味。

养生豆浆随身查

更年期 >>>>>

桂圆糯米豆浆 ▶

改善潮热等更年期症状

材料

黄豆 50克　　桂圆 30克 　　糯米 20克 　　清水 适量

做法

❶ 黄豆洗净，浸泡6~8小时；桂圆去皮去核；糯米洗净，浸泡2小时。
❷ 将食材一起放入豆浆机，加水煮熟。
❸ 过滤，按个人口味趁热加糖调味，不宜吃糖者，可用蜂蜜代替。

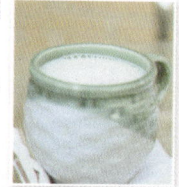

养生功效

桂圆性温味甘，益心脾，补气血，具有良好的滋养补益作用。糯米性温，含有蛋白质、脂肪、糖类、钙、磷、铁、维生素B及淀粉等营养成分，有滋补气血、健脾暖胃、止汗止渴等作用。黄豆中的"黄豆苷原"，可调节女性内分泌，改善心态和身体素质。此豆浆，补心安神，可改善失眠、烦躁、潮热等更年期症状。

贴心提示

有肺热所致的发热、咳嗽，痰黄黏稠和湿热所致的黄疸、淋证、胃部胀满等症状者忌食此豆浆。

燕麦红枣豆浆 ▶ 养血安神

材料

黄豆50克　红枣30克　燕麦20克 清水适量

做法

① 黄豆洗净，在清水中浸泡6～8小时；红枣洗干净后，用温水泡开；燕麦淘洗干净，用清水浸泡2小时。
② 将食材放入豆浆机，加水煮熟。
③ 过滤，按个人口味趁热加糖调味。不喜甜者也可不加糖。

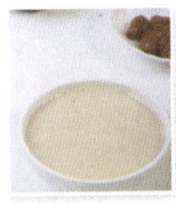

养生功效

燕麦具有较高的营养价值，能益脾养心、敛汗，改善血液循环。红枣为补养佳品，食疗药膳中常加入红枣补养身体、滋润气血。红枣中富含钙和铁，这两种元素对防治骨质疏松、产后贫血有重要作用，更年期女性容易发生贫血，多吃红枣对贫血有十分理想的食疗作用。这款豆浆可益气生津、养血安神，有效缓解烦躁郁闷、心神不宁等更年期障碍。

贴心提示

女性经期不宜食用燕麦红枣豆浆，因为多吃红枣容易生痰生湿，另水湿积于体内出现水肿的情况。

红枣黑豆豆浆

适合更年期女性饮用

材料

黑豆 80克　　黄豆 30克　　红枣 10克　　清水 适量

做法

①将黑豆、黄豆洗净,在清水中浸泡6~8小时,泡至发软备用;红枣洗干净后,用温水泡开。
②将食材放入豆浆机,加水煮熟。
③过滤后,按个人口味趁热往豆浆中加糖调味,不宜吃糖者可用蜂蜜代替。

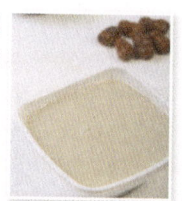

养生功效

红枣含维生素E,有抗氧化、抗衰老等作用。红枣中含有与人参中所含类同的达玛烷型皂苷,具有增强人体耐力和抗疲劳的作用,对妇女的美容养颜以及更年期的潮热出汗、情绪不稳也有调补和控制作用。黑豆是补肾佳品,肾虚的人应多食黑豆。黄豆能够安神养心。这款豆浆特别适合更年期的女性和骨质疏松的人饮用。

贴心提示

凡是痰湿偏盛、湿热内盛、腹部胀满者忌食红枣黑豆豆浆。慢性肾病患者在肾衰竭时不宜食用此款豆浆,因为黑豆会加重肾脏负担。

莲藕雪梨豆浆 ▶　　安抚焦躁情绪

材料

莲藕30克 　　雪梨1个　　黄豆50克 　　清水适量

做法

❶ 黄豆洗净,浸泡6~8小时;莲藕去皮切成小丁,下开水中略焯,捞出后沥干;雪梨去皮去核,切成小碎丁。

❷ 将浸泡好的黄豆同莲藕丁、雪梨一起放入豆浆机中,添加清水煮至豆浆机提示莲藕雪梨豆浆做好。

❸ 将打出的莲藕雪梨豆浆过滤后即可饮用。

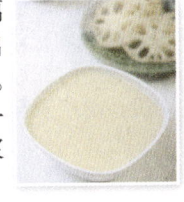

养生功效

藕的营养价值很高,能够补益气血,增强免疫力,还有调节心脏、血压、改善末梢血液循环的功用。营养专家提示,更年期的女性吃莲藕可以静心。雪梨性凉味甘酸,具有生津、润燥、清热、化痰、解酒的作用。黄豆有补虚润燥、清肺化痰的功效。莲藕、雪梨搭配黄豆制成的这款豆浆,清热安神,可帮助消除更年期的暴躁、焦虑不安和失眠症状。

贴心提示

雪梨性偏寒助湿,多吃会伤脾胃,故脾胃虚寒、畏冷食者应少食莲藕雪梨豆浆。

三红豆浆 ▶

补血补气、安心安神

材料

红豆 50克　红枣 20克 　枸杞 30克 　清水 适量

做法

❶ 红豆洗净，在清水中浸泡6～8小时；红枣、枸杞洗干净后，用温水泡开。
❷ 将泡好的红豆、红枣丁一起放入豆浆机，加水煮至三红豆浆做好。
❸ 过滤后，按个人口味趁热加糖调味，不宜吃糖者，可用蜂蜜代替。

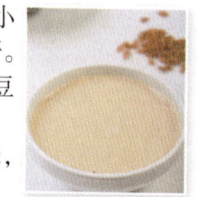

养生功效

红枣是补血最常用的食物，食疗药膳中常加入红枣补养身体，滋润气血。在治疗更年期的经方"甘麦大枣汤"中就用到了红枣，它可起到养血安神、疏肝解郁的功效；红豆自古就被认为是养生食品，丰富的铁质能使血气充盈，面色红润；枸杞也有滋阴补肾，益气安神的作用。红豆、红枣和枸杞三者搭配制成的这款豆浆具有补气安神、养血的功效，尤其适合更年期妇女饮用。

贴心提示

女性平时不能多吃枸杞，否则容易造成月经紊乱，以及食欲缺乏、白带异常、内分泌失调等。

紫米核桃红豆浆 ▶ 补肾、补血

材料

 核桃仁 30克
 紫米 40克
 红豆 40克
 清水 适量

做法

① 将红豆洗净,在清水中浸泡6~8小时,泡至发软备用;紫米淘洗干净,用清水浸泡2小时;核桃仁备用。

② 将泡好的红豆、核桃仁同紫米放入豆浆机,加水煮至豆浆做好。

③ 过滤后,按个人口味趁热添加适量白糖,或等豆浆稍凉后加入蜂蜜即可饮用。

养生功效

紫米含有丰富的赖氨酸、脂肪、蛋白质、叶酸等,有健脾开胃、滋阴补肾、活血化瘀、补中益气的功效。紫米中富含膳食纤维,能够降低体内胆固醇的含量,从而预防动脉硬化,保护心脑血管。核桃补肾益气、健脾暖肝、明目活血。红豆补血。紫米、红豆、核桃搭配制作出的这款豆浆质感更黏稠,口感更香醇,对于补肾、补血效果更明显。

贴心提示

清洗紫米不宜用力搓洗,浸泡后的水(红色)请随同紫米一起蒸煮食用,不要倒掉。

老年人 >>>>>

五谷酸奶豆浆 ▶

营养全面、开胃、助消化

材料

- 黄豆 50克
- 大米 10克
- 小米 10克
- 清水适量
- 玉米渣 10克
- 酸奶 100毫升
- 小麦仁 10克

做法

❶黄豆洗净，在清水中浸泡6~8小时；大米、小米、小麦仁淘洗干净，用清水浸泡2小时；玉米渣准备好。
❷将上述食材放入豆浆机，加水煮熟。
❸过滤凉凉后兑入酸奶，加糖调味。

养生功效

黄豆是"豆中之王"，营养丰富。大米、小米均富含蛋白质和人体必需的氨基酸、脂肪、钙及维生素等营养成分。小麦仁富含蛋白质、矿物质、烟酸及维生素A等。玉米中含有较多的粗纤维，可加强肠壁蠕动。这款可开胃、助消化，增加胃肠动力。

贴心提示

酸奶并不是越稠越好，因为很多稠的酸奶只是因为加入了各种增稠剂，对身体并无益处。

豌豆绿豆大米豆浆 ▶ 防止动脉硬化

材料

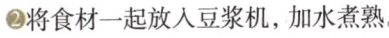

豌豆 20克　绿豆 25克　大米 60克　黄豆 30克

做法

❶ 将豌豆、绿豆、黄豆洗净,在清水中浸泡6~8小时,泡至发软备用;大米淘洗干净,用清水浸泡2小时。
❷ 将食材一起放入豆浆机,加水煮熟。
❸ 过滤,按个人口味趁热加糖调味,不宜吃糖者,可用蜂蜜代替。

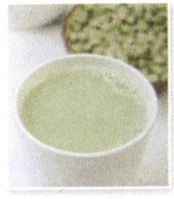

养生功效

豌豆所含的止杈酸、赤霉素和植物凝素等物质,具有抗菌消炎,增强新陈代谢的功能。绿豆粉有显著降脂作用,绿豆中含有一种球蛋白和多糖,能促进动物体内胆固醇在肝脏分解成胆酸,加速胆汁中胆盐分泌和降低小肠对胆固醇的吸收。大米具有健脾胃、补中气、养阴生津、除烦止渴、固肠止泻等作用,可用于脾胃虚弱、烦渴、营养不良、病后体弱等病症。这款豆浆,能够有效减少胆固醇吸收,防止动脉硬化。

贴心提示

豌豆吃多了会发生腹胀,故不宜长期大量食用。

燕麦枸杞山药豆浆 ▶ 强身健体、延缓衰老

材料

| 枸杞子 10克 | 燕麦片 10克 | 黄豆 50克 | 山药 20克 |

做法

① 黄豆洗净,在清水中浸泡6~8小时,泡至发软备用;枸杞、燕麦洗干净后,用温水泡开;山药去皮后切成小丁,下入开水中焯烫,捞出沥干。
② 将食材一起放入豆浆机,加水煮熟。
③ 过滤后,按个人口味趁热加糖调味,不宜吃糖者,可用蜂蜜代替。不喜甜者也可不加糖。

养生功效

燕麦中含有燕麦蛋白、燕麦β葡聚糖等成分,具有抗氧化功效、延缓肌肤衰老、美白保湿等功效。枸杞子自古就是滋补养人的上品,有延衰抗老的功效,它的维生素C、β-胡萝卜素、铁的含量都很高。山药含有多种营养素,有强健机体、益志安神、延年益寿的功效。这款豆浆能够强身健体、延缓衰老。

贴心提示

孕妇不宜食用燕麦片,容易造成滑胎;产妇也不宜食用燕麦片,容易抑奶、回奶。

菊花枸杞红豆浆 ▶ 降低胆固醇、预防动脉硬化

材料

干菊花 20克 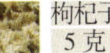 枸杞子 5克 红小豆 50克 清水 适量

做法

❶将红小豆洗净,在清水中浸泡6~8小时,泡至发软备用;干菊花洗净待用;枸杞洗净,用清水泡发。
❷将食材一起放入豆浆机,加水煮熟。
❸将打出的菊花枸杞红豆浆过滤后,按个人口味趁热加糖调味,不宜吃糖者,可用蜂蜜代替。不喜甜者也可不加糖。

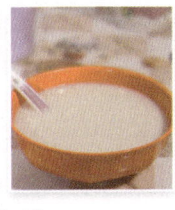

养生功效

菊花能够调节心肌功能、降低胆固醇,缓解眼睛干涩疲劳。枸杞具有安肾、益精明目、增强人体免疫力的作用,有助于预防高血压、高血脂、脑血栓、动脉硬化等多种疾病。红小豆富含铁质,可以补血、促进血液循环、强化体力、增强抵抗力。菊花、枸杞搭配红小豆制成的这款豆浆营养互补而味道鲜美,能够降低胆固醇,预防动脉硬化,适合中老年人饮用。

贴心提示

血瘀型高血压病患者不宜食用这款豆浆。

清甜玉米豆浆 ▶ 降低胆固醇、预防高血压和冠心病

材料

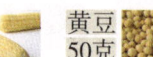

| 甜玉米 30克 | 黄豆 50克 | 银耳 5克 | 枸杞 5克 |

做法

❶黄豆洗净,在清水中浸泡6～8小时;将鲜玉米粒,洗净;枸杞用温水泡开;银耳泡发,洗净,切碎待用。
❷将食材放入豆浆机,加水煮熟。
❸过滤,按个人口味趁热加糖调味。不喜甜者也可不加糖。

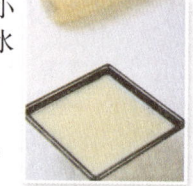

养生功效

玉米中含有一种抗癌因子——谷胱甘肽,因此,可以防止致癌物质在体内的形成。枸杞子含有丰富的生物活性物质,具有增强机体免疫功能,抑制肿瘤、降血脂等功能。黄豆含有可以降低、排出胆固醇的大豆蛋白质和大豆卵磷质。这道清甜玉米豆浆不但营养丰富,还有降低胆固醇及预防高血压、冠心病、细胞衰老及脑功能退化等效果,并有抗血管硬化的作用。

贴心提示

长期单吃玉米,会发生维生素PP缺乏症,出现皮肤粗糙、角化过度等表现。

红枣枸杞黑豆浆 ▶ 改善心肌营养

材料

红枣 30克　枸杞 10克　黑豆 60克　清水适量

做法

① 将黑豆洗净,在清水中浸泡6~8小时,泡至发软备用;红枣洗干净,去核;枸杞洗干净,用清水泡软。
② 将食材放入豆浆机,加水煮熟。
③ 过滤,按个人口味趁热加糖调味。

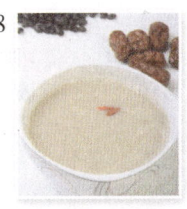

养生功效

红枣富含多种维生素和氨基酸,以及钙、铁等多种微量元素,能提高人体免疫力,还能抑制癌细胞,保护肝脏。枸杞也是扶正固本的良药,在对抗肿瘤、保护肝脏、降低血压以及老年人器官衰退等老化疾病上都有不错的改善作用。黑豆基本不含胆固醇,只含植物固醇,不被人体吸收利用,又有抑制人体吸收胆固醇、降低胆固醇在血液中含量的作用。因此,常食此豆浆,能软化血管,改善心肌营养,滋润皮肤,延缓衰老。

贴心提示

饮用这款豆浆时不宜同时吃桂圆、荔枝等性质温热的食物,否则容易上火。

燕麦山药豆浆 ▶ 抑制老年斑

材料

燕麦 50克 　山药 30克　黄豆 20克 　清水 适量

做法

❶黄豆洗净，在清水中浸泡6~8小时；山药去皮切成小丁，下开水焯烫。
❷将食材一起放入豆浆机，加水煮熟。
❸过滤，按个人口味趁热加糖调味。不喜甜者也可不加糖。

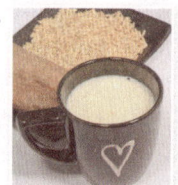

养生功效

皮肤的颜色主要取决于表皮内黑色素含量的多少。燕麦中含有大量能够抑制酪氨酸酶活性的生物活性成分，从而抑制黑色素的生成，所以燕麦具有美白皮肤的功效。此外，燕麦中含有大量的抗氧化成分，这些物质可以有效地抑制黑色素形成过程中氧化还原反应的进行，减少黑色素的形成，淡化色斑，预防老年斑的形成。山药具有延年益寿的功效。

贴心提示

用燕麦片代替燕麦仁时，无需提前浸泡。直接把燕麦片和山药放入豆浆机搅打，不加黄豆也可以。

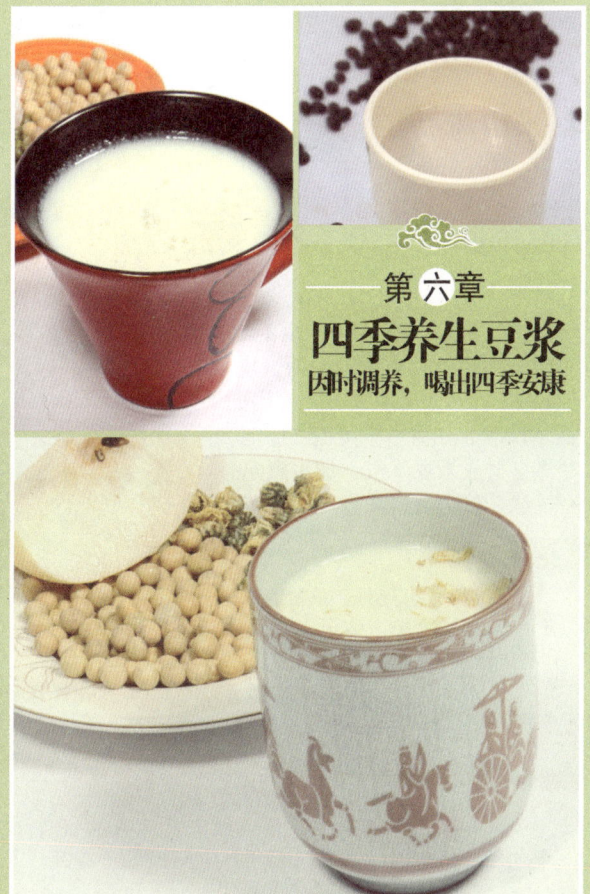

第六章
四季养生豆浆
因时调养,喝出四季安康

春季饮豆浆：清淡养阳

糯米山药豆浆 ▶ 缓解春季的消化不良

材料

山药 40克 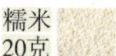 糯米 20克 黄豆 40克 清水 适量

做法

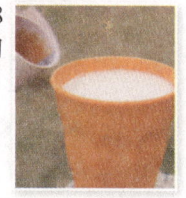

❶ 将黄豆洗净，在清水中浸泡6～8小时，泡至发软备用；山药去皮后切成小丁，下入开水中焯烫，捞出沥干；糯米洗净，在清水中浸泡2小时。
❷ 将食材放入豆浆机，加水煮熟。
❸ 过滤，按个人口味趁热加糖调味。

养生功效

山药含有淀粉酶、多酚氧化酶等物质，有利于脾胃消化吸收功能，临床上常用于治脾胃虚弱、食少体倦、泄泻等病症。糯米营养丰富，为温补强壮食品，具有健脾养胃、补中益气之功效。这款豆浆对脾胃虚寒、食欲缺乏有一定缓解作用。

贴心提示

如果需长时间保存，应该把山药放入木锯屑中包埋，短时间保存则只需用纸包好放入冷暗处。

竹叶米豆浆

清心、去春燥

材料

大米 50克　黄豆 50克　竹叶 3克　清水 适量

做法

❶将黄豆洗净，在清水中浸泡6~8小时，泡至发软备用；大米淘洗干净，用清水浸泡2小时；竹叶洗净。

❷将浸泡好的黄豆同大米一起放入豆浆机的杯体中，添加清水煮至豆浆机提示豆浆做好。

❸将打出的豆浆过滤后，冲泡竹叶即可。

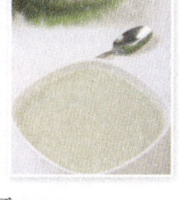

养生功效

大米中各种营养素含量虽不是很高，但因人们食用量大，故其也具有很高的营养功效，是补充营养素的基础食物。把大米打成米糊，有益气、养阴、润燥的功能，很适合春季食用；服食黄豆有润燥消水的功效；竹叶能清心利尿，临床上常用于心火炽盛引起的口舌生疮、尿少而赤，对于春燥引起的燥热心烦也有不错疗效。大米、黄豆和竹叶的搭配，有利于清心、去春燥，并能提高身体免疫力。

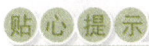

孕妇及气虚体质的人，不宜服用这款豆浆。

黄米黑豆豆浆

温补效果明显

材料

| 黄米50克 | 黑豆25克 | 黄豆25克 | 清水适量 |

做法

❶将黄豆、黑豆洗净，在清水中浸泡6～8小时，泡至发软备用；黄米淘洗干净，用清水浸泡2小时。
❷将食材放入豆浆机，加水煮熟。
❸过滤，按个人口味趁热添加适量白糖，或等豆浆稍凉后加入蜂蜜饮用。

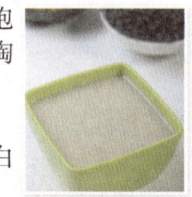

养生功效

黄米素以"罕见佳肴、上乘珍品"著称，自古就是人们的首选补品。中医学认为，黄米性味甘咸凉，入脾、胃、肾三经，具有和中益肾、除热、解毒等功效。可治疗反胃呕吐、脾胃虚热、泄泻等症。有肾病者宜常食，脾胃虚者宜久食。产妇吃后可益气补血，小儿吃后可调养脾胃，老年人吃后强肾壮腰。常食黑豆有很好的温补作用。黄米、黑豆和黄豆搭配制作出的豆浆，温补效果明显。

贴心提示

身体燥热者禁食黄米黑豆豆浆，有呼吸系统疾病的人也不宜饮用这款豆浆。

麦米豆浆　　益气宽中

材料

小麦仁 20克 　　大米 30克　　黄豆 50克 　　清水 适量

做法

① 黄豆洗净，在清水中浸泡6~8小时，泡至发软备用；小麦仁、大米洗净。
② 将泡好的黄豆和小麦仁、大米一起放入豆浆机，加水煮至麦米豆浆做好。
③ 过滤后，按个人口味趁热加糖调味。不喜甜者也可不加糖。

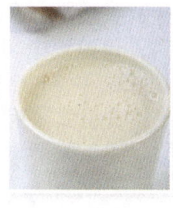

养生功效

麦仁味甘，性寒，归心脾肾经，能利小便，补养肝气。不含胆固醇，富含纤维。含有少量矿物质，包括铁和锌，有养心、益肾、除热、止渴的功效，主治脏躁、烦热、消渴、泄泻、痈肿、外伤出血及烫伤等。大米能益精强志。黄豆能润燥行水。三者搭配，益气宽中，养血安神。

贴心提示

肺炎、感冒、哮喘、咽炎、口腔溃疡患者不宜食用麦米豆浆。婴儿、幼儿、母婴、老人、更年期妇女、久病体虚、气郁体质、湿热体质、痰湿体质者也不宜食用麦米豆浆。高血压患者忌食用。

芦笋山药豆浆 ▶ 养肝护肝调理虚损

材料

芦笋50克　山药25克　黄豆25克　清水适量

做法

❶黄豆洗净,在清水中浸泡6~8小时;芦笋洗净切成小段;山药去皮后切成小丁,下开水中焯烫,捞出沥干。
❷将食材放入豆浆机,加水煮熟。
❸过滤,按个人口味趁热加糖调味。

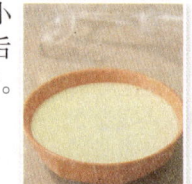

养生功效

　　芦笋含有多种人体必需的矿物质元素和微量元素,如钙、磷、钾、铁、锌、铜等成分,不仅齐全而且比例适当,这些元素对癌症及心脏病的防治有重要作用。芦笋对胆结石、肝功能障碍和肥胖均有益。山药有滋肾益精的作用,肾亏遗精,妇女白带多、小便频数等皆可服之;山药含有皂苷、黏液质,有润滑,滋润的作用,故可益肺气,养肺阴,治疗肺虚久咳之症;山药的黏液蛋白有降低血糖的作用,是糖尿病人的食疗佳品;山药含有大量的维生素、微量元素及黏液蛋白,能够保护血管的畅通,从而起到预防心血疾病。山药对于护肝养肝的作用同样不可忽视。这款豆浆能养肝护肝、调理虚损,强身健体。

葡萄干柠檬豆浆 ▶ 活血、预防心血管疾病

材料

 葡萄干 20克　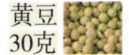 黄豆 30克　 柠檬 50克　 清水 适量

做法

❶ 将黄豆洗净,在清水中浸泡6~8小时,泡至发软备用;葡萄干洗净。
❷ 将泡好的黄豆和葡萄干一起放入豆浆机,加水煮至豆浆做好。
❸ 过滤后,挤入柠檬汁,再按个人口味趁热加糖调味。

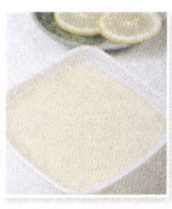

养生功效

葡萄干中的铁和钙含量十分丰富,是滋补佳品,可补血气、暖肾,治疗贫血,血小板减少。葡萄干内含大量葡萄糖,对心肌有营养作用,有助于冠心病患者的康复。葡萄干还含有多种矿物质和维生素、氨基酸,常食对神经衰弱和过度疲劳者有较好的补益作用,还是妇女病的食疗佳品。柠檬有收缩、增固血管的功效,可辅助预防高血压和心肌梗死。黄豆中的卵磷脂可除掉附在血管壁上的胆固醇。三者搭配,能有效活血、预防心血管疾病。

贴心提示

患有糖尿病的人忌食,肥胖之人也不宜多食。

养生豆浆随身查

青葱燕麦豆浆 ▶

通便、降低胆固醇

材料

燕麦片 20克　　大葱叶 30克 　　黄豆 50克　　清水 适量

做法

❶黄豆洗净，在清水中浸泡6～8小时，泡至发软备用；燕麦米淘洗干净，用清水浸泡2小时；葱叶洗净切碎。
❷将食材一起放入豆浆机，加水煮熟。
❸过滤后，加入盐调味即可饮用。

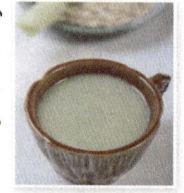

养生功效

《本草经疏》：葱，辛能发散，能解肌，能通上下阳气，故外来怫郁诸证，悉皆主之。经常吃葱的人，即便脂多体胖，但胆固醇并不增高，而且体质强壮。燕麦是一种营养价值高，且富含可溶性纤维的谷类食物，它不仅可以抑制人体对胆固醇的吸收，而且燕麦带来的饱腹感还能让我们少吃很多不健康的食物，对保护心脏可能有事半功倍的效果。这款豆浆具有通便、降糖、降脂、降低胆固醇的功效。

贴心提示

视疲劳、出血、失眠、神经衰弱者，只有正月可以吃葱，过了正月，葱因为刺激性强会消除体内营养。

糙米花生豆浆

富含蛋白质和膳食纤维

材料

糙米 50克　花生 50克　黄豆 3克　清水 适量

做法

❶黄豆洗净，在水中浸泡6~8小时；糙米洗净，用水浸泡2小时；花生去皮。
❷将食材一起放入豆浆机，加水煮熟。
❸过滤后，按个人口味趁热往豆浆中加糖调味。不喜甜者也可不加糖。

养生功效

糙米的营养价值比精米高，糙米所含的蛋白质质量较好，人体容易消化吸收。糙米中还含有较多的脂肪和碳水化合物，能迅速为人体提供热量。花生中含有大量亚油酸，可使人体内胆固醇分解为胆汁酸排出体外，避免胆固醇沉积，减少心脑血管疾病的发生率。菠萝中含有大量能够软化、分解脂肪的酵素成分，菠萝中的柠檬酸又可促进胃液分泌，有助于消化。这款豆浆含有丰富的蛋白质、矿物质和膳食纤维，是老少皆宜的保健佳品。

贴心提示

也可以去掉黄豆，并加大糙米和花生的用量，这样打出来的米浆不用过滤，喝起来也很美味。

薏米百合豆浆

清补功效明显

材料

| 薏米 30克 | 百合 10克 | 黄豆 60克 | 清水 适量 |

做法

① 黄豆洗净，在清水中浸泡6～8小时，泡至发软备用；薏米淘洗干净，用水浸泡2小时；百合略泡，切碎。
② 将食材一起放入豆浆机，加水煮熟。
③ 过滤，等豆浆稍凉后，按个人口味趁热添加适量蜂蜜即可饮用。

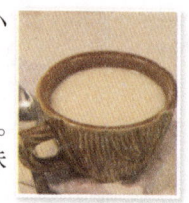

养生功效

薏米以水煮软或炒熟，比较有利于肠胃的吸收，身体常觉疲倦没力气的人，可以多吃。春季适宜食用清淡养阳的东西，薏米营养全面，是个好的选择。薏米能抑制呼吸中枢，使肺血管扩张。薏米还能增强免疫力和抗炎作用，薏苡仁油对细胞免疫、体液免疫有促进作用。百合含有维生素、矿物质，具有良好的营养滋补之功。这款豆浆，有明显的清补功效，适合春季饮用。

贴心提示

由于百合和薏米都有水溶性较差的特点，且口感有微微发涩之嫌，所以要加入蜂蜜调味。

夏季饮豆浆：清热防暑

绿桑百合豆浆 ▶　　　祛除夏日暑气

材料

| 干百合 20克 | 黄豆 60克 | 绿豆 20克 | 桑叶 2克 |

做法

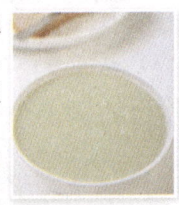

①黄豆、绿豆洗净，在清水中浸泡6～8小时；百合略泡；桑叶切碎待用。
②将食材一起放入豆浆机，加水煮至豆浆做好。
③将打出的豆浆过滤后，倒入绿茶即可。然后可按个人口味趁热加糖调味，不宜吃糖者，可用蜂蜜代替。

养生功效

绿豆是夏令饮食中的上品，盛夏酷暑，喝些绿豆粥，甘凉可口，防暑消热。百合具有润肺止咳，补中益气，清心安神的功效。桑叶有清热凉血的功效。这款豆浆能够祛暑、生津、润肺。

贴心提示

绿豆、桑叶、百合皆性凉，所以脾胃虚弱、体弱消瘦或夜多小便者不宜食用。

荷叶绿茶豆浆 ▶ 清热解暑佳品

材料

荷叶 20克　　绿茶 20克　　黄豆 50克　　清水适量

做法

❶ 将黄豆洗净,在清水中浸泡6~8小时,泡至发软备用;荷叶洗净,切碎;绿茶用开水泡好。
❷ 将食材放入豆浆机,加水煮熟。
❸ 过滤后,倒入绿茶即可。

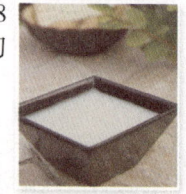

养生功效

中医认为,荷叶性味甘、寒,入脾、胃经,有清热解暑、平肝降脂之功,适用于暑热烦渴,口干引饮,小便短黄,头目眩晕,面色红赤,高血压、高血脂等症。荷叶入食味清香,可口宜人,入药可理脾活血,祛暑解热,治疗暑天外感身痛及脾湿泻泄。绿茶不仅能够提神醒脑,对心脑血管病、辐射病、癌症等有一定的药理功效。茶叶具有药理作用的主要成分是茶多酚、咖啡因、脂多糖、茶氨酸等。这款豆浆,是夏季清热解暑的佳品。

贴心提示

体质偏凉的人不宜饮用荷叶绿茶豆浆。

西瓜红豆豆浆 ▶ 消暑解渴

材料

西瓜 50克 | 红豆 50克 | 黄豆 30克 | 清水 适量

做法

1. 将红豆、黄豆洗净,在清水中浸泡6~8小时,泡至发软备用;西瓜去皮、去籽后将瓜瓤切成碎丁。
2. 将泡好的红豆、黄豆和西瓜丁放入豆浆机,加水煮至西瓜红豆豆浆做好。
3. 将豆浆过滤,按个人口味加糖调味。

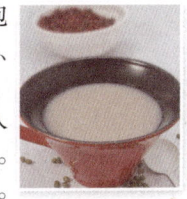

养生功效

西瓜是夏季的解暑佳品,具有清热解暑、除烦止渴、利小便等功效。夏天高温,汗出很多,进食减少,食用西瓜,既可补充水分消暑解渴,又能供给营养维持生理功能,有助于防止暑天生病;红豆也可缓解人们因气温升高所致的心烦易怒、口渴烦躁等症。另外,在炎热的夏天,人体极易水肿,喝红豆汤是一种最好的消肿方法。西瓜、红豆搭配上黄豆制成的豆浆,在夏季饮用可清暑解渴,防止水肿。

贴心提示

饮用西瓜红豆豆浆时不宜同时吃咸味较重的食物,不然会削减红豆利尿的功效。

哈密瓜绿豆豆浆 ▶ 解暑除烦热

材料

| 哈密瓜 40克 | 绿豆 30克 | 黄豆 30克 | 清水 适量 |

做法

❶将黄豆、绿豆洗净,在清水中浸泡6~8小时,泡至发软备用;哈密瓜去皮、去籽后,切成小碎丁。
❷将食材一起放入豆浆机,加水煮熟。
❸过滤,按个人口味趁热加糖调味,不宜吃糖者,可用蜂蜜代替。

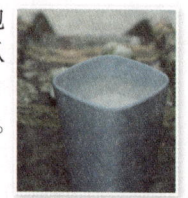

养生功效

哈密瓜性质偏寒,有清凉消暑、生津止渴的作用,是夏季解暑除热的佳品。现代研究发现,哈密瓜含有丰富的蛋白质、葡萄糖、维生素及铁、磷、钙等微量元素。哈密瓜也可以用来作为贫血的食疗之品,对女性来说也是很好的滋补水果。绿豆有清热解暑、止咳利尿的功能。哈密瓜和绿豆一起制作出的豆浆,很适合夏季饮用,是炎热时解暑的佳品。

贴心提示

哈密瓜性凉,患有脚气病、黄疸、腹胀、便溏、寒性咳喘以及产后、病后的人不宜过多饮用此豆浆。

菊花绿豆浆 ▶ 　　清热解毒

材料

菊花 50克　　绿豆 50克　　清水 适量

做法

1. 将绿豆洗净，在清水中浸泡6～8小时，泡至发软备用；菊花洗净备用。
2. 将食材放入豆浆机，加水煮熟。
3. 过滤后，按个人口味趁热加糖调味，不宜吃糖者，可用蜂蜜代替。

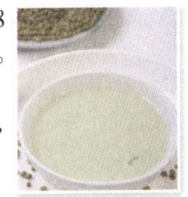

养生功效

中医认为，菊花具有散风清热、平肝明目的功效，可用于治疗风热感冒、头痛眩晕、目赤肿痛、眼目昏花等症。经常饮用菊花茶可消除疲劳，养阴生津，用于胃阴不足，口干口渴，亦用于原发性高血压、糖尿病、肥胖病和应限制食糖的病人。绿豆具有清热解毒、消暑利尿的功效。菊花搭配绿豆制成的这款豆浆，能够清热解毒，尤其是对于夏季外感风热引起的一系列症状有一定疗效。

贴心提示

菊花可以引起严重过敏性结膜炎，曾经有过枯草热性结膜炎病史的人不宜饮用这款豆浆。

椰汁绿豆浆 ▶ 　　　　清凉消暑

材料

绿豆100克　　椰汁适量　　清水适量

做法

① 将绿豆洗净,在清水中浸泡6~8小时,泡至发软备用。
② 将泡好的绿豆放入豆浆机,加水煮至豆浆做好。
③ 将打出的豆浆过滤后,兑入椰汁即可。

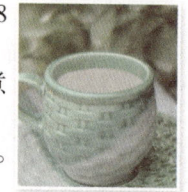

养生功效

椰子性味甘、平,入胃、脾、大肠经;果肉具有补虚强壮,益气祛风,消疳杀虫的功效,久食能令人面部润泽,益人气力及耐受饥饿,治小儿绦虫、姜片虫病;椰水具有滋补、清暑解渴的功效,主治暑热类渴,也能生津利尿,主治热病。常食绿豆,对高血压、动脉硬化、糖尿病、肾炎有较好的治疗辅助作用。用椰汁和绿豆调制出的这款豆浆,清凉解暑,是夏季养生佳品。

贴心提示

体内热盛的人不宜食用椰汁绿豆浆;易怒、口干舌燥者,也不宜多食。脾胃虚弱、体弱消瘦或夜多小便者不宜食用。

薄荷绿豆豆浆

清凉消暑

材料

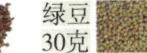

薄荷叶 少许　绿豆 30克　黄豆 30克　大米 10克

做法

① 将黄豆、绿豆洗净,在清水中浸泡6~8小时,泡至发软备用;薄荷叶洗净备用;大米备用。
② 将泡好的黄豆、绿豆和薄荷叶放入豆浆机,加水煮至薄荷绿豆豆浆做好。
③ 过滤后,按个人口味趁热加糖调味。

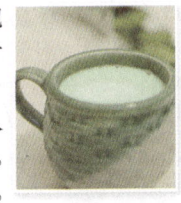

养生功效

薄荷有疏风散热、消暑开胃的作用,对于伤风感冒、哮喘、急性眼结膜炎、咽痛等病症有良好的疗效。绿豆特有的保湿成分及矿物质,可给皮肤提供充足水分,有效强化皮肤的水分保湿能力。绿豆中的天然多聚糖能在肌肤表层形成透明、有弹力的保湿膜,使皮肤润泽、有弹力。此豆浆清凉消暑,有疏风散热、提神醒脑、抗疲劳的作用,对伤风、感冒、偏头痛有很好的辅助疗效。

贴心提示

体虚多汗者不宜饮用薄荷绿豆豆浆。

红枣绿豆豆浆

消暑、补益

材料

绿豆 25克

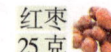
红枣 25克

黄豆 50克

清水 适量

做法

❶ 将黄豆、绿豆洗净,在清水中浸泡6～8小时,泡至发软备用;红枣去核。
❷ 将食材一起放入豆浆机,加水煮熟。
❸ 过滤后,按个人口味趁热加糖调味。不喜甜者也可不加糖。

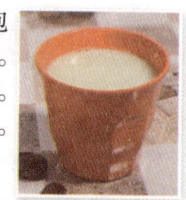

养生功效

红枣具有补虚益气、养血安神、健脾和胃等作用,是脾胃虚弱、气血不足、倦怠无力、失眠多梦等患者良好的保健营养品。红枣对慢性肝炎、肝硬化、贫血等病症具有较好疗效。红枣性味甘温,具有补中益气、养血安神的作用。绿豆性凉,味甘。绿豆中含有大量的赖氨酸、苏氨酸以及矿物质等,可以补充机体代谢所消耗的营养。红枣与绿豆搭配,清热健脾、益气补血。这款红枣绿豆豆浆适合夏天饮用,既可以消暑,也能补益。

贴心提示

红枣绿豆豆浆也可放入冰箱,做成冰豆浆,喝起来香甜可口,清热解暑作用更强。

麦仁豆浆 ▶ 除热止渴

材料

小麦仁 50克 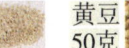　黄豆 50克 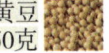　清水 适量

做法

❶ 将黄豆洗净，在清水中浸泡6～8小时，泡至发软备用；小麦仁淘洗干净，用清水浸泡2小时。
❷ 将食材放入豆浆机，加水煮至麦仁豆浆做好。
❸ 过滤后，按个人口味趁热往豆浆中加糖调味。不喜甜者也可不加糖。

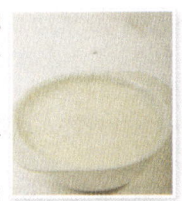

养生功效

小麦为"五谷之贵"。《名医别录》说小麦"主除热，止燥渴、咽干、利小便、养肝气"。麦仁搭配黄豆打成的豆浆，能够去燥热、止心烦。夏季人们通常饮食不佳，容易心胸烦闷，这时候就可以用麦仁制成的豆浆帮助缓解身体不适。

贴心提示

李时珍认为，各地产的小麦功效略有不同，北方者性温，食之不燥不渴；南方所产性热，食之生热；西北产之性凉。夏季食用最好选择北方产的小麦。

薏米荞麦豆浆

适合阴雨天祛湿时饮用

材料

荞麦 30克　薏米 20克　黄豆 50克　清水适量

做法

① 将黄豆洗净，在清水中浸泡6~8小时，泡至发软备用；荞麦淘洗干净；薏米淘洗干净，用清水浸泡2小时。
② 将食材放入豆浆机，加水煮熟。
③ 过滤后，按个人口味趁热添加适量白糖，或等豆浆稍凉后加入蜂蜜饮用。

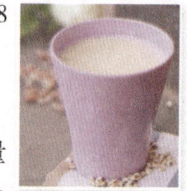

养生功效

　　荞麦为蓼科草植物荞麦的种子，含有蛋白质、脂肪、糖类、维生素B类，性味甘凉，能够健脾消积、除积去秽，凡白带、虫蚀、泄泻、气盛湿热等症，是其所宜。荞麦中的某些黄酮成分还具有抗菌、消炎、止咳、平喘、祛痰的作用。薏米味甘淡，微寒，有健脾、补肺、清热等功效；临床有祛风湿、强筋骨、补正气、利肠胃、利尿、消水肿等作用。这款豆浆，具有祛湿、健脾的功效，适合夏季阴雨天时饮用。

贴心提示

　　薏仁对子宫平滑肌有兴奋作用，有诱发流产的可能，怀孕妇女应避免吃薏仁。

菊花雪梨豆浆   解暑降温

材料
菊花20克　雪梨一个　黄豆50克　清水适量

做法
1. 黄豆洗净,在清水中浸泡6~8小时;菊花准备好;雪梨去子,切碎。
2. 将食材放入豆浆机,加水煮熟。
3. 过滤后,按个人口味趁热加糖调味,不宜吃糖者,可用蜂蜜代替。

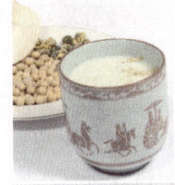

养生功效
菊花味微苦、甘香,明目、退肝火,可治疗失眠,降低血压,舒缓头痛、偏头痛或感冒引起的肌肉痛,对胃酸、神经有帮助;夏天饮用菊花茶还有解暑降温的作用。雪梨有百果之宗的声誉,鲜甜可口、香脆多汁,夏天食用可解暑解渴。雪梨富含维生素A、维生素B、维生素C、维生素D和维生素E,钾的含量也不少。吃雪梨对肠炎、甲状腺肿大、便秘、厌食、消化不良、贫血、尿道红肿、尿道结石、痛风、缺乏维生素A有一定疗效。这款豆浆,是夏季解暑降温的极佳饮品。

贴心提示
菊花和雪梨均性寒,所以脾胃虚寒、腹部冷痛和血虚者,不宜过多食用这款豆浆。

秋季饮豆浆：生津防燥

木瓜银耳豆浆 ▶   滋阴润肺

材料

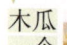 木瓜一个   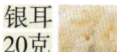 银耳20克   黄豆50克   清水适量

做法

❶ 黄豆洗净，在清水中浸泡6~8小时；木瓜去皮，切成丁；银耳切碎。
❷ 将食材放入豆浆机，加水煮熟。
❸ 将打出的木瓜银耳豆浆过滤后，按个人口味趁热加糖调味。也可不加糖。

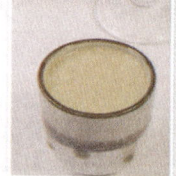

养生功效

　　木瓜含有维生素C、钙、磷、钾，易吸收，具有保健、美容、预防便秘等功效。同时，木瓜具有润肺功能，肺部得到适当的滋润后，皮肤会变得光洁、柔嫩、红润。银耳的显著功效为润肺止咳。秋季食用此款豆浆，能够滋阴润燥。

贴心提示

　　孕妇、过敏体质人士不宜食用木瓜银耳豆浆。银耳能清肺热，故外感风寒者忌食。

苹果柠檬豆浆 ▶ 生津止渴

材料

苹果 1个　　柠檬 半个　　黄豆 70克　　清水 适量

做法

1. 黄豆洗净,在清水中浸泡6～8小时;苹果清洗后,去皮去核,并切成小碎丁;柠檬挤汁备用。
2. 将食材放入豆浆机,加水煮熟。
3. 将打出的豆浆过滤后,挤入柠檬汁,再按个人口味趁热加糖调味即可。

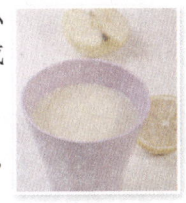

养生功效

苹果富含糖类、酸类、芳香醇类和果胶物质,营养丰富。苹果药用,早在唐代就有记载,苹果不但益心气壮脾,还能生津止渴,更具有"润肺悦心、生津开胃、醒酒"等功能。现代医学研究证明,严重水肿患者多吃苹果有利于补钾,减少副作用。柠檬味极酸,有生津、止渴、祛暑、安胎的作用。《食物考》中记载:"柠檬浆饮渴瘥,能避暑。"这款苹果柠檬豆浆清口、可生津止渴。

贴心提示

白细胞减少症病人、前列腺肥大病人均不宜食用苹果柠檬豆浆,以免使症状加重。

南瓜二豆浆 ▶

降血压、降血脂

材料

南瓜 50克　绿豆 20克　黄豆 30克　清水 适量

做法

① 将黄豆、绿豆洗净,在清水中浸泡6～8小时,泡至发软备用;南瓜去皮,洗净切成小碎丁。
② 将食材放入豆浆机,加水煮至熟。
③ 过滤后即可饮用。

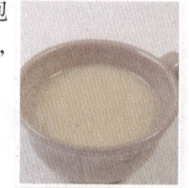

养生功效

按照传统医学理论,瓜类为凉性食物,能除暑湿、利二便、解毒凉血、疏通人体的"排毒管道",使体内之"毒"随同粪便、尿液、汗液等排出体外,南瓜有利尿通便的功能。南瓜中所含的粗纤维能够增强饱腹感,从而减少脂肪和胆固醇的摄入。绿豆则能清热解暑,消除油腻。黄豆中的可溶性纤维既可通便,又能降低胆固醇含量。三者搭配,有助于中老年高血压、高血脂的辅助治疗。

贴心提示

南瓜含糖分较高,不宜久存,削皮后放置太久,瓜瓤便会自然无氧醇解,产生酒味,在制作豆浆时一定不要选用这样的南瓜,否则可能引起中毒。

糙米山楂豆浆

消食、益胃

材料

山楂 20 克　糙米 30 克　黄豆 50 克　清水适量

做法

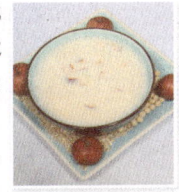

❶ 将黄豆洗净，在清水中浸泡 6～8 小时；糙米淘洗干净，用清水浸泡 2 小时；山楂清洗后去核，切成小碎丁。
❷ 将食材放入豆浆机，加水煮熟。
❸ 过滤后，按个人口味趁热加糖调味，不宜吃糖者，可用蜂蜜代替。

养生功效

中医认为，山楂具有收敛止痢、消积化滞、活血化瘀等功效。主治饮食积滞、胸膈脾满、疝气、血瘀、闭经等症。山楂中含有的黄酮类等药物成分，具有显著的扩张血管及降压作用，有增强心肌、抗心律不齐、调节血脂及胆固醇含量的功能。山楂所含的黄酮类和维生素 C、胡萝卜素等物质能阻断并减少自由基生成，增强机体免疫力糙米所含的粗纤维有健胃消食的功效。这款豆浆有消食益胃的功效。

贴心提示

山楂可促进胃酸分泌，因此不宜空腹食用。山楂中的酸性物质对牙齿有腐蚀性，食用后要漱口。

花生百合莲子豆浆 ▶ 清火滋阴

材料

| 干百合 10克 | 花生 30克 | 莲子 10克 | 黄豆 50克 |

做法

① 黄豆洗净,在清水中浸泡6～8小时;干百合、莲子洗净略泡;花生去皮。
② 将食材放入豆浆机,加水煮熟。
③ 过滤后,按个人口味趁热加糖调味,不宜吃糖者,可用蜂蜜代替。不喜甜者也可不加糖。

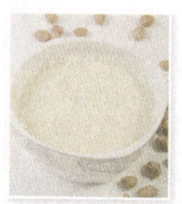

养生功效

花生味甘,微苦、性平,是一种高营养的食品,含有蛋白质、脂肪、维生素B_2、维生素PP、维生素A、维生素D、维生素E,钙和铁等营养成分。花生是100多种食品的重要原料。《本草述》:百合之功,在益气而兼之利气,在养正而更能去邪,故李氏谓其为渗利和中之美药也。莲子性平,可补心安神养血,对于治疗心脾两虚、血虚都有很大的功效。莲子心是清热的,可以清心火,去烦热,去暑疗效好。这款豆浆清火滋阴,养心安神。

贴心提示

网罩中的渣可加白糖制成豆沙,爽脆可口。

龙井豆浆

清新口感来提神

材料

龙井 10克 　黄豆 80克　清水 适量

做法

1. 将黄豆洗净在清水中浸泡6~8小时,泡至发软备用;龙井用开水泡好。
2. 将泡好的黄豆放入豆浆机,加水煮至豆浆做好。
3. 将打出的豆浆过滤后,兑入龙井茶即可。

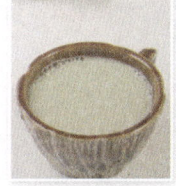

养生功效

秋季,天气由热转凉,很多人会有懒洋洋的疲劳感,出现"秋乏"的现象。此时,不妨喝点龙井茶帮助提神醒脑。龙井茶是绿茶中的精品,茶叶中的咖啡碱能兴奋中枢神经系统,帮助人们振奋精神、增加思维、消除疲劳感。上班族经常饮用,还能帮助提高工作效率。龙井茶搭配黄豆制成的豆浆,具有一股清香的茶味,还能让人口感清新,去除杂味。

贴心提示

龙井茶味道清香,假冒龙井茶则多是青草味,夹蒂较多,手感不光滑。

冬季饮豆浆：温补祛寒

莲子红枣糯米豆浆 ▶ 温补脾胃、祛除寒冷

材料

| 红枣 15克 | 莲子 15克 | 糯米 20克 | 黄豆 50克 |

做法

❶ 黄豆洗净，在清水中浸泡6~8小时；红枣去核，切碎；莲子略泡；糯米淘洗干净，用清水浸泡2小时。
❷ 将食材放入豆浆机，加水煮熟。
❸ 过滤，按个人口味加糖调味。

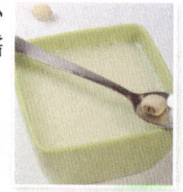

养生功效

大枣性温，能够帮助身体驱寒。莲子清热降火，能起到中和温补作用。红枣、莲子、糯米搭配黄豆制成的这款豆浆具有温补脾胃、祛除寒冷的功效。

贴心提示

新鲜的莲子可以用来生吃，清香可口，剥的时候可以将莲心留下来泡绿茶一起喝。莲蓬也不要随便丢弃，莲蓬有一股特别的荷香气，做饭时在快熟时把莲蓬放在饭面上米饭吃起来会更香。

红糖薏米豆浆

活血散瘀、温经散寒

材料

- 黄豆 50克
- 薏米 40克
- 清水 适量

做法

❶ 将黄豆洗净,在清水中浸泡6~8小时,泡至发软备用;薏米淘洗干净,用清水浸泡2小时。

❷ 将泡好的黄豆、薏米一起放入豆浆机,加水煮至红糖薏米豆浆做好。

❸ 将打出的豆浆过滤后,按个人口味趁热添加适量红糖调味即可饮用,不宜吃糖者可用蜂蜜代替。不喜糖者也可不加糖。

养生功效

薏米属于中药的一种,性微寒味甘,含有蛋白质、B族维生素等物质,有利水消肿、清热活血、健脾去湿、温经散寒的功效。红糖性温味甘,有活血散瘀的功效。加入红糖的薏米豆浆具有温经散寒的功效。

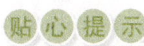

糖尿病患者饮用时不宜加红糖或蜂蜜。

养生豆浆随身查

杏仁松子豆浆

和血润肠、温补功效明显

材料

黄豆 70克　杏仁 20克　松子 10克　清水 适量

做法

❶ 将黄豆洗净,在清水中浸泡6～8小时,泡至发软备用;杏仁洗净,泡软;松子洗净,泡软,碾碎。
❷ 将食材放入豆浆机,加水煮熟。
❸ 过滤,按个人口味趁热加糖调味。不喜甜者也可不加糖。

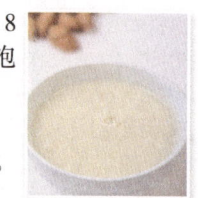

养生功效

　　杏仁中含有大量的营养成分如维生素A、维生素E、亚油酸等,食用和外敷杏仁粉对增加皮肤弹性和滋润光泽都大有裨益。杏仁还有温补身体的功效。松子中的脂肪成分主要为亚油酸、亚麻油酸等不饱和脂肪酸,有软化血管和防治动脉粥样硬化的作用。因此,老年人常食用松子,有防止因胆固醇增高而引起心血管疾病的作用。杏仁、松子和黄豆搭配制成的豆浆,温经祛寒效果明显,适宜冬季饮用。

贴心提示

　　松子存放时间长了会产生"油哈喇"味,不宜食用。

荸荠雪梨黑豆浆 ▶ 生津润燥、暖胃解腻

材料

 荸荠 30克　 雪梨 1个　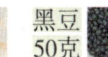 黑豆 50克　 清水 适量

做法

❶黑豆洗净，浸泡6~8小时；荸荠去皮，切成块；雪梨去皮，去核，切碎。
❷将食材放入豆浆机，加水煮熟。
❸过滤后，按个人口味趁热加糖调味，不吃糖者，也可不加糖。

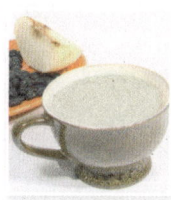

养生功效

中医认为，荸荠性味甘、寒，具有清热化痰、开胃消食、生津润燥、明目醒酒的功效，临床适用于阴虚肺燥、咳嗽多痰、烦渴便秘、酒醉昏睡等症的治疗。在呼吸道传染病流行季节，吃荸荠有利于流脑、麻疹、百日咳及急性咽喉炎的防治。雪梨性味甘寒，具有清心润肺、生津润燥、清热化痰的作用，对肺结核、气管炎和上呼吸道感染患者所出现的咽干、痒痛、音哑、痰稠等症皆有益。这款豆浆尤其适合搭配冬季口感较油腻的菜肴。

贴心提示

荸荠不宜生吃，因为荸荠生长在泥中，外皮和内部都有可能附着较多的细菌和寄生虫。

燕麦薏米红豆浆 ▶ 适合全家的冬日暖饮

材料

红小豆 50克　　燕麦 20克　　薏米 30克　　清水 适量

做法

❶ 红小豆洗净，在清水中浸泡6~8小时；薏米、燕麦洗净，浸泡2小时。
❷ 将食材一起放入豆浆机，加水煮熟。
❸ 过滤，按个人口味趁热加糖调味，不宜吃糖者，可用蜂蜜代替。

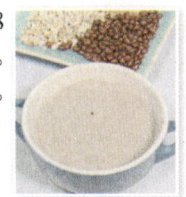

养生功效

冬天气温降低，常常会出现脸部、手足部水肿，甚至出现关节麻木、酸痛的现象。有这些症状的人要注意，这可能是风湿的前兆。冬天常吃薏米有助于消除此类病症。薏米主要成分为蛋白质、维生素B_1、维生素B_2，有利水消肿、健脾去湿、舒筋除痹、清热排脓等功效。红豆汤在冬天喝可以补血养颜、调理体质，实为佳品。食用燕麦不仅能够增强大脑的记忆功能，还能够增强免疫力。这款豆浆有很好的滋补作用。

贴心提示

挑选红豆主要看新鲜程度，新鲜的豆子含有充足的水分，容易煮熟，煮出来颗粒饱满。

姜汁黑豆浆 ▶ 适合冬季暖胃

材料

黑豆 100克　生姜 1块 　清水 适量

做法

1. 黑豆洗净，在清水中浸泡6~8小时，泡至发软备用；生姜挤成汁待用。
2. 将泡好的黑豆放入豆浆机，倒入姜汁，再加水煮至姜汁黑豆浆做好。
3. 过滤，按个人口味趁热加糖调味。不喜甜者也可不加糖。

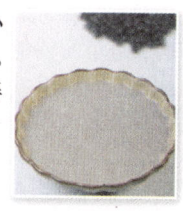

养生功效

生姜中含有发油，还有姜辣素、树脂、淀粉和纤维等，有兴奋、排汗降温、提神等作用生姜还有健胃，增进食欲的作用。生姜对胃病亦有缓解或止痛作用，胃炎、胃及十二指肠溃疡所引发的疼痛、呕吐等用生姜煎水喝，可使症状迅速消除。黑豆有补肾益精的作用，经常食用有利于抗衰延年。加了姜汁的黑豆浆口感非常温和，喝下去胃里暖暖的，特别适合在寒冷的冬季饮用。

贴心提示

提前挤出姜汁可以避免姜渣混在豆渣中，在加工豆渣时影响口感。

养生豆浆随身查

香榧十谷米豆浆 ▶ 消除疳积、润肺滑肠

材料

| 十谷米 60克 | 香榧 10克 | 黄豆 30克 | 清水 适量 |

做法

❶ 黄豆洗净,在清水中浸泡6~8小时,泡至发软备用;十谷米淘洗干净,用清水浸泡2小时;香榧去壳取仁。
❷ 将食材一起放入豆浆机,加水煮熟。
❸ 过滤,按个人口味趁热加糖调味,不宜吃糖者,可用蜂蜜代替。

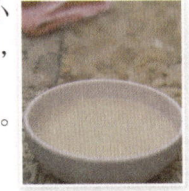

养生功效

中医认为,榧子具有润肺滑肠、消除疳积、化痰止咳之功能,适用于多种便秘、疝气、痔疮、消化不良、食积、咳痰症状。香榧中脂肪酸和维生素E含量较高,经常食用可润泽肌肤、延缓衰老。十谷米有100多种营养成分,与香榧和黄豆搭配制成的豆浆,具有润肺滑肠、化痰止咳的功效。

贴心提示

榧子不要与绿豆同食,否则容易发生腹泻。榧子性质偏温热,多食易上火,所以咳嗽咽痛并且痰黄的人不宜食用。腹泻或大便溏薄者不宜食用榧子。

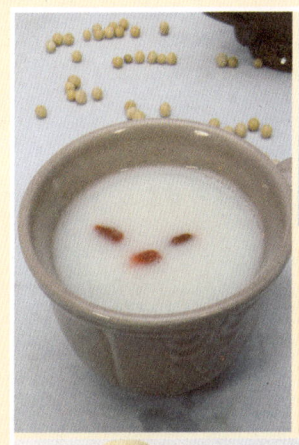
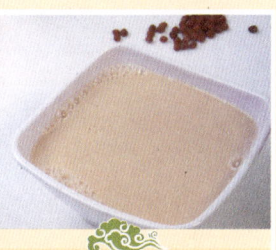

第七章
豆浆食疗方
——既能祛病又饱口福

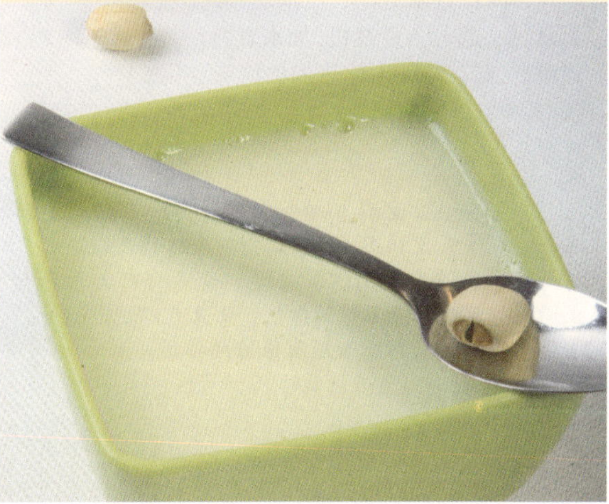

调理中老年常见病

高血压 >>>>>

薏米青豆黑豆浆 ▶ 预防高血压

材料

黑豆60克　青豆20克　薏米20克　清水适量

做法

① 黑豆、青豆洗净,在清水中浸泡6~8小时;薏米洗净,浸泡2小时。
② 将食材一起放入豆浆机,加水煮熟。
③ 过滤,按个人口味趁热加糖调味。不喜甜者也可不加糖。

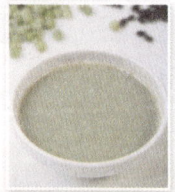

养生功效

黑豆不含胆固醇,却含有植物固醇。植物固醇不会被人体吸收利用,反倒能抑制人体吸收胆固醇,从而降低血液中胆固醇的含量。青豆含有大量的大豆磷脂,可以保持血管的弹性。薏米可以扩张血管。这款豆浆,对预防高血压有很好的作用。

贴心提示

脾胃虚弱的人群不宜多食此豆浆。

西芹黑豆浆

降血压效果好

材料

西芹 30克  黑豆 70克   清水适量

做法

1. 黑豆洗净,在清水中浸泡6~8小时;西芹择洗干净后,切成碎丁。
2. 将泡好的黑豆同西芹丁一起放入豆浆机,加水煮至西芹黑豆浆做好。
3. 过滤后即可饮用。

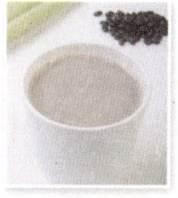

养生功效

西芹性凉、味甘,含有多种维生素及游离氨基酸,具有解毒消肿、促进食欲、清肠利便、促进血液循环等功效。黑豆中不含胆固醇,只有植物固醇,可有效抑制胆固醇的吸收,降低血中胆固醇。更重要的是黑豆中含有大量的钾,钾在人体内起着维持细胞内外渗透压和酸碱平衡的作用,可以排除人体多余的钠,从而有效预防和降低高血压。将西芹与黑豆结合食用,不仅可以丰富营养,同时可以软化血管,延缓衰老,是高血压人群的食疗保健良品。

贴心提示

西芹会抑制男性激素的生成,所以年轻的男性朋友应少饮西芹黑豆浆。

芸豆蚕豆浆 ▶ 防治心血管疾病

材料

芸豆 50克　　蚕豆 50克　　清水 适量

做法

① 将芸豆和蚕豆洗净，在清水中浸泡6~8小时，泡至发软。
② 将食材放入豆浆机，并加水煮熟。
③ 过滤，按个人口味趁热往豆浆中加糖调味。不喜甜者也可不加糖。

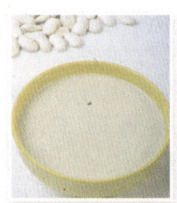

养生功效

芸豆和蚕豆营养丰富，均含有大量的蛋白质及丰富的维生素C，可预防心血管疾病的发生。维生素C可增加血管弹性，有效预防心血管疾病的发生。芸豆是一种高钾、高镁、低钠食品，可有效降低血压。蚕豆含有调节大脑和神经组织的重要成分钙、锌、锰、磷脂等，不含胆固醇，可以提高食品营养价值；其丰富的膳食纤维有降低胆固醇、促进肠蠕动的作用。芸豆蚕豆浆尤其适合心脏病、动脉硬化患者食用。

贴心提示

芸豆不宜生食，因为芸豆生吃会产生毒素，导致腹泻、呕吐等现象，必须煮透才能食用。

桑叶黑米豆浆 ▶ 改善高血压症状

材料

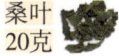 桑叶 20克　 黑米 30克　 黄豆 50克　 清水 适量

做法

❶ 黄豆洗净,浸泡6～8小时;桑叶洗净,切碎;黑米洗净,浸泡2小时。
❷ 将食材放入豆浆机,加水煮熟。
❸ 过滤,按个人口味趁热加糖调味。不喜甜者也可不加糖。

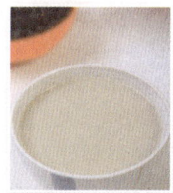

养生功效

桑叶清热解毒,含有天然的抗氧化剂,能够帮助人体清除自由基,促进血液循环和新陈代谢,对于容易上火的人排除体内毒素有很好的效果,同时可降低患高血压的风险。黑米味甘、性温,富含B族维生素、维生素E、钙、磷、钾等微量元素,也具备很好地清除自由基的功能,对于辅助高血压的康复效果尤佳。黄豆不仅不含胆固醇,它所富含的亚油酸还有降低血液中胆固醇的作用,对高血压也有一定的疗效。三种食材都是高血压患者的食疗良品。

贴心提示

中医认为桑叶性寒,所以患有风寒感冒有口淡、鼻塞、流清涕、咳嗽的人不宜食用这款豆浆。

高血糖

荞麦薏米红豆浆 ▶ 降血糖、缓解并发症

材料

红小豆 50克　荞麦 20克 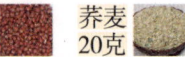　薏米 20克 　清水 适量

做法

1. 红小豆洗净,在清水中浸泡6～8小时;薏米、荞麦洗净,浸泡2小时。
2. 将食材放入豆浆机,加水煮熟。
3. 过滤,待凉至温热后即可饮用。

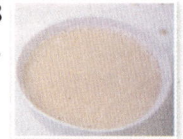

养生功效

薏米低脂、低热量,含有丰富的水溶性纤维,可以吸附负责消化脂肪的胆盐,降低血脂肪、降血糖。荞麦淀粉中直链淀粉比例较高,可影响水分子进入,延迟糊化与消化速度,从而抑制餐后血糖的升高速度。红豆营养丰富,具有降血糖、降血脂、降血压的作用,是糖尿病患者的理想降血糖食物。经常喝荞麦薏米红豆浆,可降低血糖,防治高血压、糖尿病。

贴心提示

薏米和荞麦性微寒,虚寒体质者不宜长期食用,孕妇及经期妇女勿食用。

第七章
豆浆食疗方——既能祛病又饱口福

银耳南瓜豆浆 ▶ 降低血糖、预防多种并发症

材料

银耳 20克　南瓜 30克　黄豆 50克　清水 适量

做法

❶ 黄豆洗净，在清水中浸泡6~8小时；银耳用清水泡发，洗净，切碎；南瓜去皮，洗净切成小碎丁。
❷ 将食材一起放入豆浆机，加清水煮至豆浆机提示银耳南瓜豆浆做好。
❸ 过滤，待凉至温热后即可饮用。

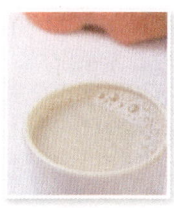

养生功效

　　南瓜含有丰富的钴，能活跃人体的新陈代谢，促进造血功能，并参与人体内维生素B_{12}的合成，是人体胰岛细胞所必需的微量元素，对防治糖尿病、降低血糖有特殊的疗效。而银耳被历代皇家贵族看做是"延年益寿之品"、"长生不老良药"。银耳搭配南瓜可预防多种糖尿病并发症如脑血管病变、心脏病等的发生。银耳南瓜豆浆是糖尿病人降低血糖，预防其他并发症的饮食佳品。

贴心提示

　　高血糖患者不宜在睡前食用这款豆浆，以免令血黏度增高。

紫菜山药豆浆 ▶ 帮助降血糖

材料

山药 30克 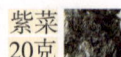　紫菜 20克 　黄豆 50克 　清水 适量

做法

❶ 黄豆洗净，在清水中浸泡6～8小时；紫菜洗净；山药去皮切成小丁，下入开水中焯烫，捞出沥干。
❷ 将食材一起放入豆浆机，加水煮熟。
❸ 过滤后，按个人口味加适量盐调味。

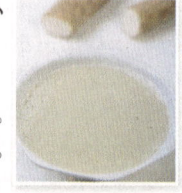

养生功效

山药含有淀粉酶、多酚氧化酶等物质，有利于脾胃消化吸收功能。山药含有黏液蛋白，有降低血糖的作用，可用于治疗糖尿病，是糖尿病人的食疗佳品。紫菜性味甘咸寒，具有化痰软坚、清热利水、补肾养心的功效。紫菜所含的多糖具有明显增强细胞免疫和体液免疫的功能，可促进淋巴细胞转化，提高机体的免疫力，可显著降低血清胆固醇的总含量。紫菜山药豆浆有益于消化，同时其显著的降血糖功效使之成为高血糖患者的饮食最佳选择之一。

贴心提示

去皮后的山药可以暂时放入冷水中，并在水中加入少量的醋，这样可以防止山药氧化变黑。

燕麦玉米须黑豆浆 ▶ 有效控制血糖

材料

玉米须 20克 　　燕麦 30克 　　黑豆 50克 　　清水 适量

做法

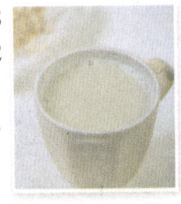

❶将黑豆洗净,在清水中浸泡6~8小时;燕麦淘洗干净,用清水浸泡2小时;玉米须洗净,剪碎。
❷将食材一起放入豆浆机,加水煮熟。
❸过滤,待凉至温热后即可饮用。

养生功效

玉米须又称"龙须",有广泛的预防保健用途,实验证明玉米须的发酵制剂有明显的降血糖作用,高血脂、高血糖者食用龙须可以降血脂、血压、血糖;燕麦富含可溶性纤维和不溶性纤维,能大量吸收人体内的胆固醇并将其排出体外。燕麦中高黏稠度的可溶性纤维能延缓胃的排空,增加饱腹感,控制食欲,经常食用燕麦有非常好的降糖作用;黑豆的血糖生成指数很低,因此,这款豆浆很适合糖尿病人、糖耐量异常者食用。

贴心提示

结石患者不宜食用这款豆浆,因为燕麦和黑豆中的草酸盐可与钙结合,形成结石,加重病情。

血脂异常 >>>>>

紫薯南瓜豆浆 ▶ 降低血胆固醇浓度

材料

紫薯 20克 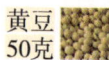 南瓜 3克 黄豆 50克 清水适量

做法

❶ 黄豆洗净,在清水中浸泡6~8小时;紫薯、南瓜去皮,切成小丁。
❷ 将泡好的黄豆和切好的紫薯、南瓜一起放入豆浆机,加水煮熟即可食用。

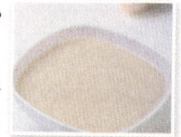

养生功效

紫薯中富含花青素,而花青素又可促使更多的维生素C生效,这意味着,维生素C可以更容易地去完成它所有功能。花青素和维生素C的组合可以使胆固醇分解,成为胆汁盐,进而排出体外。也就是说,紫薯中的花青素加快了有害的胆固醇的分解和排除;南瓜可降血脂,助消化,提高机体的免疫力。南瓜和豆浆的植物纤维结合,可很好地帮助消化,降低胆固醇。如果再加上富含花青素的紫薯,这款豆浆就能更有效地降低血胆固醇浓度。

贴心提示

胃酸过多者不宜多食紫薯南瓜豆浆。

红薯芝麻豆浆

抑制胆固醇沉积

材料

红薯 50克　芝麻 20克　黄豆 30克　清水 适量

做法

① 将黄豆洗净，在清水中浸泡6~8小时，泡至发软备用；红薯去皮洗净，切成小块；芝麻淘去沙粒。

② 将泡好的黄豆和切好的红薯、淘净的芝麻一起放入豆浆机，加水煮至红薯芝麻豆浆做好。

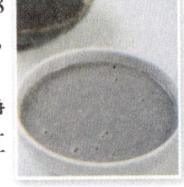

③ 将打出的红薯芝麻豆浆过滤，待凉至温热后即可饮用。

养生功效

红薯对人体器官黏膜有特殊的保护作用，可抑制胆固醇的沉积，保持血管弹性；芝麻可提供人体所需的维生素E、维生素B_1、钙质，特别是它的"亚麻仁油酸"成分，可去除附在血管壁上的胆固醇。红薯、芝麻和黄豆搭配制成的这款豆浆能够保持血管弹性，对血脂异常的现象有一定的食疗功效。

贴心提示

红薯不宜生吃，因为生红薯中淀粉的细胞膜未经高温破坏，难以消化。带有黑斑的红薯和发芽的红薯都可使人中毒，不可食用。

山楂荞麦豆浆

改善血脂量

材料

| 荞麦 30克 | 山楂 20克 | 黄豆 50克 | 清水 适量 |

做法

① 将黄豆洗净,在清水中浸泡6~8小时,泡至发软备用;荞麦淘洗干净;山楂去核,洗净,切碎。
② 将泡好的黄豆和荞麦、山楂放入豆浆机,加水煮至山楂荞麦豆浆做好。
③ 过滤,待凉至温热后即可饮用。

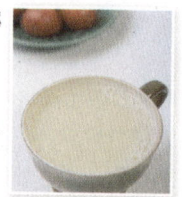

养生功效

荞麦中的植物蛋白质,在体内不易转化成脂肪,荞麦中的微量元素,如镁、铁、铜、钾等对于心血管具有保护作用;山楂富含胡萝卜素、钙、齐墩果酸、山楂素等三萜类烯酸和黄酮类等有益成分,能舒张血管、加强和调节心肌,增大心室和心运动振幅及冠状动脉血流量,降低血清胆固醇和降低血压。荞麦与山楂两者搭配,与黄豆打成豆浆,可调节脂质代谢,起到软化血管,降低血脂的作用。

贴心提示

山楂含果酸较多,胃酸分泌过多者不宜饮用这款豆浆。

葡萄红豆豆浆 ▶ 预防高血脂

材料

葡萄 1~10粒
红小豆 80克
清水 适量

做法

① 红小豆洗净，在清水中浸泡6~8小时，泡至发软备用；葡萄去皮、去子。
② 将泡好的红小豆和葡萄一起放入豆浆机，加水煮至葡萄红豆豆浆做好。
③ 过滤，待凉至温热后即可饮用。

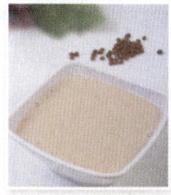

养生功效

葡萄汁含有白藜芦醇，是降低胆固醇的天然物质。法国科学家研究发现，葡萄可比阿司匹林更好地阻止血栓形成，并且能降低人体血清胆固醇水平，降低血小板的凝聚力，对预防心脑血管病有一定作用。红豆中含有多量对于治疗便秘有效的纤维，及促进利尿作用的钾，可将胆固醇及盐分将对身体不必要的成分排泄出体外。因此这款豆浆具有降低胆固醇，预防高血脂等心血管疾病的作用。

贴心提示

因葡萄含糖分高，故糖尿病患者应少食或不食，肥胖者亦应少食。尿多的人忌食葡萄红豆豆浆，体质属虚性者以及肠胃较弱的人不宜多食。

养生豆浆随身查

大米百合红豆浆

抑制脂肪的堆积

材料

干百合 20克　红豆 50克　大米 30克　清水 适量

做法

❶ 红豆洗净,在清水中浸泡6~8小时;干百合略泡;大米洗净,泡2小时。
❷ 将食材一起放入豆浆机,加水煮熟。
❸ 过滤,待凉至温热后即可饮用。

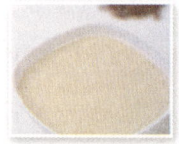

养生功效

中医认为百合能安心定胆、益智、养五脏、润肺、止咳,还能安神、利尿。近年研究发现百合中含脱甲秋水仙碱,对去脂抗纤有一定阻抑作用。大米性平,味甘,具有补中养胃、益精强志、聪耳明目、和五脏、通四脉、止烦、止渴、止泻等作用。红豆,性平偏凉,味甘,含有蛋白质、糖类、维生素B、钾、铁、磷等。红豆清热解毒、健脾益胃、生津、祛湿益气,是良好的药用和健康食品。《食性本草》称其"久食瘦人"。因而饮用大米百合红豆浆,可以促进脂肪分解消化,抑制脂肪在体内堆积。

贴心提示

胃寒的患者宜少食用大米百合红豆浆。

红薯山药燕麦豆浆 ▶ 降血脂、促消化

材料

- 燕麦片 20克
- 红薯 15克
- 山药 15克
- 黄豆 50克

做法

1. 黄豆洗净,在清水中浸泡6~8小时;红薯去皮、切成小碎丁;山药去皮切成小丁,下开水焯烫,捞出沥干。
2. 将食材一起放入豆浆机,加水煮熟。
3. 过滤,待凉至温热后即可饮用。

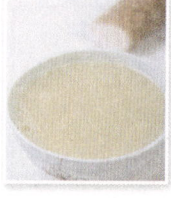

养生功效

红薯所含的膳食纤维可以吸收肠道内的水分,并迅速膨胀,从而增加粪便体积,促进排便。这有助于进食者预防便秘,促进毒排,间接地预防了高血脂。燕麦中含有极丰富的亚油酸,其维生素E的含量也很丰富,而且燕麦中含有皂苷素,它们均有降低血浆胆固醇浓度的作用。山药含有大量的黏液蛋白、维生素及微量元素,能有效阻止血脂在血管壁的沉淀,可帮助身体预防心血管疾病。红薯、燕麦、山药搭配上黄豆做成的这款豆浆,能够降低血脂、促进消化。

贴心提示

发芽的红薯和烂红薯可使人中毒,不可食用。

糖尿病 >>>>>

高粱小米豆浆 ▶ 适合胃燥津伤型糖尿病

材料

高粱米 25克　　小米 25克 　　黄豆 25克 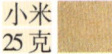　　清水 适量

做法

❶ 将黄豆洗净，在清水中浸泡6~8小时，泡至发软备用；高粱米和小米淘洗干净，用清水浸泡2小时。
❷ 将食材一起放入豆浆机，加水煮熟。
❸ 过滤后即可饮用。

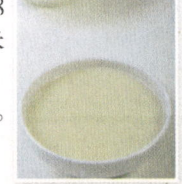

养生功效

高粱中含有较多的纤维素，能改善糖耐量、降低胆固醇、促进肠蠕动、防止便秘，对降低血糖十分有利，对于需要控糖、降糖的人来说，是难得的健康粗粮；小米的营养丰富，富含维生素、粗纤维、烟酸、胡萝卜素及多种矿物质等营养物质，有较好的降糖、降脂作用。高粱、小米和黄豆制成的豆浆对治胃燥津伤型糖尿病效果最好。

贴心提示

大便干燥者不宜多吃高粱小米。气滞者不宜食用高粱小米豆浆。素体虚寒、小便清长者宜少食。

燕麦小米豆浆

既降血糖又增营养

材料

燕麦 30克　小米 20克　黄豆 50克　清水 适量

做法

1. 黄豆洗净，在清水中浸泡6~8小时；燕麦和小米淘洗干净，用清水浸泡2小时。
2. 将食材放入豆浆机，加水煮熟。
3. 过滤后即可饮用。

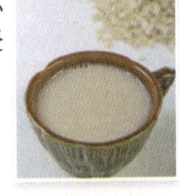

养生功效

糖尿病患者要想让自己的血糖不会大幅度波动，就要减慢食物的消化吸收，让进餐后的血糖缓慢上升。燕麦是典型的低血糖指数食品，它的膳食纤维丰富，可以延缓肠道对碳水化合物的吸收，降低餐后血浆中葡萄糖水平的升高，从而有利于对糖尿病的控制；小米也属于粗粮的一种，凡是粗粮都含有较多的纤维素和矿物质，相对于精米是更加健康的主食，有利于糖尿病患者的身体健康。所以，这款豆浆适合糖尿病人食用。

贴心提示

粗杂粮除了可以磨成豆浆饮用外，制成馒头、熬成粥也是不错的选择。

紫菜南瓜豆浆

防治糖尿病

材料

南瓜 30克　　紫菜 20克　　黄豆 50克　　清水 适量

做法

① 黄豆洗净，在清水中浸泡6~8小时；紫菜洗干净；南瓜去皮，切成小丁。
② 将泡好的黄豆同紫菜、南瓜丁一起放入豆浆机，加水煮至豆浆做好。
③ 过滤后即可饮用。

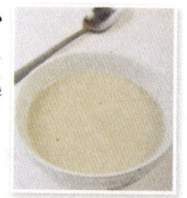

养生功效

现已公认，糖尿病与镁代谢平衡的失调有关，缺镁会使胰岛素敏感性下降。紫菜因为镁元素含量高，被誉称为"镁元素的宝库"。从南瓜中提取的南瓜多糖（由D-葡萄糖、D-半乳糖、L-阿拉伯糖、木糖和D葡萄酸醛组成）是南瓜主要的降糖活性成分，它可以显著降低血糖值，同时具有一定降血脂的功效。这款豆浆能够有效地防治糖尿病。

贴心提示

经常胃热或便秘的人不宜喝紫菜南瓜豆浆，否则会产生胃满腹胀感；南瓜将会加重支气管哮喘病，有此类疾病的人忌食这款豆浆；脚气病、黄疸症、痢疾、豆疹患者也不适宜喝这款豆浆。

黑米南瓜豆浆 ▶ 适合糖尿病患者的膳食调养

材料

黑米 20克　南瓜 30克 　红枣 2个 　黄豆 50克

做法

❶ 将黄豆洗净,在清水中浸泡6~8小时,泡至发软备用;红枣去核,切碎;南瓜去皮,切块;黑米淘洗干净,用清水浸泡2小时。

❷ 将泡好的食材一起放入豆浆机,加水煮至黑米南瓜豆浆做好。

❸ 将打出的黑米南瓜豆浆过滤后即可饮用。

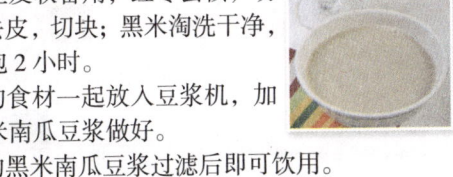

养生功效

黑米中含膳食纤维较多,淀粉消化速度比较慢,血糖指数低,因此,吃黑米不会像吃白米那样造成血糖剧烈波动。此外,黑米中的钾、镁等矿物质还有利于控制血压,减少患心脑血管疾病的风险,对糖尿病患者预防并发症非常有益。所以,糖尿病人可以把食用黑米作为膳食调养的一部分;南瓜也有助于防治糖尿病。南瓜、黑米和红枣搭配制成的豆浆,很适合作为糖尿病患者的膳食调养。

贴心提示

也可以不加红枣,以控制糖的摄入。

改善呼吸系统症状

咳嗽 >>>>>

银耳百合豆浆 ▶ 缓解肺燥咳嗽

材料

| 干百合 20克 | 银耳 20克 | 黄豆 50克 | 清水适量 |

做法

❶ 黄豆洗净，在清水中浸泡6～8小时；银耳泡发，切碎；干百合略泡。
❷ 将泡好的黄豆、百合与银耳一起放入豆浆机，加水煮至豆浆做好。
❸ 过滤，按个人口味趁热加糖调味。

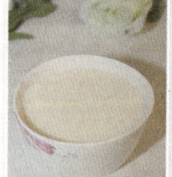

养生功效

银耳滋润嫩滑，具有清热、润燥的功效；百合有润肺止咳、清心安神的功效，适用于肺热、肺燥的咳嗽；黄豆能在一定程度上缓解咳嗽症状。这款豆浆，能有效缓解肺燥引起的咳嗽。

贴心提示

秋季人容易因为外界的天气出现肺燥和肺热咳嗽，所以这款豆浆很适合在秋季饮用。

银耳雪梨豆浆

适合干咳症状

材料

银耳 20克　雪梨 半个　黄豆 50克　清水 适量

做法

1. 黄豆洗净，在清水中浸泡6～8小时；银耳用清水泡发，切碎；雪梨清洗后，去皮去核，并切成小碎丁。
2. 将食材放入豆浆机，加水煮熟。
3. 过滤，按个人口味趁热加糖调味。

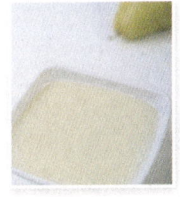

养生功效

银耳味甘淡，性平，归肺、胃经，具有滋阴润肺、养胃生津的功效，适用于干咳、口燥咽干等。银耳为药食两用之品，药性平和，能清肺之热，养胃之阴，滋润而不腻滞，有很好的滋补润泽作用；梨性微寒味甘，含苹果酸、柠檬酸、维生素B_1等，能生津止渴、润燥化痰。梨汁味甘酸而平，可润肺清燥、止咳化痰，对喉干燥、痒、音哑等均有良效。这款豆浆具有清热化痰、生津润燥的功效，适合经常干咳的人士饮用。

贴心提示

银耳能清肺热，外感风寒者忌用。发好的银耳应一次用完，不宜久放冰箱冷藏。

荷桂茶豆浆

止咳化痰

材料

荷叶 10克	桂花 10克	绿茶 10克	茉莉花 10克
黄豆 50克	清水 适量		

做法

① 黄豆洗净,在清水中浸泡6~8小时;荷叶、桂花、茉莉花分别用温水浸泡;绿茶用开水泡好。
② 将食材一起放入豆浆机,加水煮熟。
③ 过滤后倒入绿茶,加糖调味。

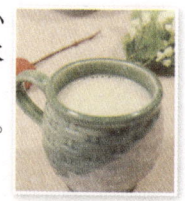

养生功效

荷叶适用于夏天因风热感冒引起的咳嗽,它有清暑作用。桂花性味温辛,具有化痰、散痰等作用,对于痰多咳嗽有一定的治疗效果。茉莉花有止咳利咽的功效,对喉咙痛止痛清热消炎等最具疗效,有支气管。绿茶本身就有降火祛痰的功效,多饮绿茶会对病情有很好的缓解作用。这款豆浆具有养生润肺、止咳化痰等保健功效。

贴心提示

荷叶清香无毒,民间常用以煮肉、煮饭。中医则常用作清暑利湿、健脾退肿之药。

杏仁大米豆浆 ▶ 润肺止咳

材料

杏仁 10粒　大米 30克　黄豆 50克　清水 适量

做法

1. 黄豆洗净，在清水中浸泡6～8小时；大米淘洗干净，用清水浸泡2小时；杏仁略泡并洗净。
2. 将食材一起放入豆浆机，加水煮熟。
3. 过滤后，按个人口味趁热加糖调味。

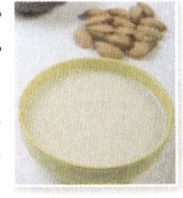

养生功效

甜杏仁味道微甜、细腻，多用于食用，还可作为原料加入蛋糕、曲奇和菜肴中，具有润肺、止咳、滑肠等功效，对干咳无痰、肺虚久咳等症有一定的缓解作用；苦杏仁带苦味，多作药用，具有润肺、平喘的功效，对于因伤风感冒引起的多痰、咳嗽、气喘等症状疗效显著。大米具有补脾、和胃、清肺的功能，适合病后肠胃功能较弱者。黄豆有补虚、清热化痰的作用。这款豆浆具有很好的润肺止咳功效。

贴心提示

杏仁含有毒物质氢氰酸，过量服用可致中毒。杏仁食用前必须经过浸泡，以减少其中的有毒物质。

哮喘 >>>>>

豌豆小米青豆浆 适宜哮喘患者

材料

豌豆 50克　小米 20克　青豆 30克　清水 适量

做法

1. 将青豆、豌豆洗净，在清水中浸泡6～8小时；小米淘洗干净，用清水浸泡2小时。
2. 将食材一起放入豆浆机，加水煮熟。
3. 过滤，按个人口味趁热加糖调味。

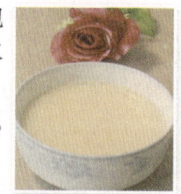

养生功效

豌豆有和中益气的功效，所以对因中气不足引起的哮喘有一定的食疗作用。另外，豌豆中所含的赤霉素和植物凝素等物质，有抗菌消炎、增强新陈代谢的作用，有利于哮喘患者的身体康复；青豆含有大豆异黄酮及其他化合物，能够减少引起咳嗽和哮喘的炎症，还可以改善呼吸功能；长期咳嗽会导致脾肺气虚，而小米能够养胃补气，所以也适宜哮喘患者食用。这款豆浆，对哮喘患者疗效很好。

贴心提示

慢性胰腺炎、糖尿病患者要慎饮此款豆浆。

百合莲子银耳绿豆浆 ▶ 清肺润燥、止咳消炎

材料

| 干百合 20克 | 莲子 20克 | 银耳 20克 | 绿豆 50克 |

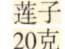

做法

❶ 将绿豆洗净,在清水中浸泡4～6小时,泡至发软备用;干百合和莲子洗净略泡;银耳洗净,切碎。
❷ 将食材一起放入豆浆机,加水煮至百合莲子银耳绿豆浆做好。
❸ 将打出的百合莲子银耳绿豆浆过滤后,按个人口味趁热加糖调味。不喜甜者也可不加糖。

养生功效

百合不但是甜美的食品,又是有益的中药。尤其是百合汤、八宝饭之类的甜食,均少不了它。用百合煮粥,可滋润肺胃,对呼吸道和消化道黏膜有保护作用。中医认为百合润肺止咳,清心安神,治肺燥久嗽,咳嗽痰血;莲子肉具有补脾胃的作用,加上清肺润燥的百合、银耳和清热的绿豆,这款豆浆富含维生素,有助消化,能清肺润燥、止咳消炎,尤其适合慢性支气管炎患者饮用。

贴心提示

脾胃虚寒易泄者不宜饮用百合莲子银耳绿豆浆。

养生豆浆随身查

菊花枸杞豆浆 ▶

辅助治疗哮喘的佳品

材料

干菊花 20克 　枸杞子 10克 　黄豆 70克 　清水 适量

做法

❶将黄豆洗净,在清水中浸泡6~8小时,泡至发软备用;干菊花洗净备用;枸杞洗净,用清水泡发。
❷将泡好的黄豆、枸杞和菊花放入豆浆机,加水煮至菊花枸杞豆浆做好。
❸将打出的菊花枸杞豆浆过滤后,按个人口味趁热加糖调味。不喜甜者也可不加糖。

养生功效

菊花为菊科多年生草本植物,是我国传统的常用中药材之一,据古籍记载,菊花味甘苦,性微寒,有清热消肿、利咽止痛的功效。哮喘患者,如果同时伴有咽喉肿痛、刺痒不适的,可以喝点菊花茶;枸杞对于辅助治疗哮喘病症同样有效。菊花疏风散热,与枸杞结合,营养互补而味道鲜美,是辅助治疗哮喘的佳品。

贴心提示

菊花性凉,虚寒体质,平时怕冷、易手脚发凉的人不宜经常饮用这款豆浆。

百合雪梨红豆浆 ▶ 润肺止咳

> 材料

百合 15克 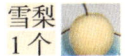 雪梨 1个 红豆 80克 清水 适量

> 做法

❶将红豆洗净，在清水中浸泡6～8小时，泡至发软备用；百合洗干净，略泡，切碎；雪梨洗净，去核，切碎。

❷将泡好的红豆、百合、雪梨一起放入豆浆机，加水煮至百合雪梨红豆浆做好。

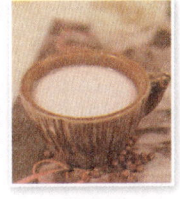

❸将打出的百合雪梨红豆浆过滤后，按个人口味趁热加糖调味，不宜吃糖者，可用蜂蜜代替，也可不加糖。

> 养生功效

　　百合鲜品富含黏液质，其具有润燥清热作用，中医用于治疗肺燥或肺热咳嗽等症常能奏效。梨性味甘寒，具有清心润肺的功效，对肺结核、气管炎和上呼吸道感染的患者所出现的咽干、痒痛、音哑、痰稠等症皆有效。二者合用与红豆一起做成豆浆，可以起到润肺益脾、补虚益气、除虚热的作用。

> 贴心提示

　　梨性凉，凡脾胃虚寒及便溏、腹泻者忌饮这款豆浆；糖尿病患者当少饮或不饮这款豆浆。

鼻炎

红枣山药糯米豆浆 ▶ 增强抵抗力，祛除鼻炎

材料

红枣10克　山药20克　糯米20克　黄豆50克

做法

① 黄豆洗净，在清水中浸泡6~8小时；红枣洗净，用温水泡开；山药去皮切成小丁，下开水焯烫，捞出沥干；糯米淘洗干净，用清水浸泡2小时。
② 将食材一起放入豆浆机，加水煮熟。
③ 过滤，按个人口味加糖调味。

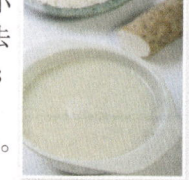

养生功效

当人体接触变应原后，就会引起过敏症状，除皮肤过敏外，鼻炎、哮喘等也可因过敏引起，预防和治疗各种过敏性疾病，都可食用红枣进行辅助治疗；中医认为，山药能健脾胃、益肺肾，适合过敏性鼻炎患者食用；糯米则会通过补肺气的方式缓解鼻炎，因此这款豆浆能很好地抑制鼻炎症状。

贴心提示

山药一般要挑选茎干笔直、粗壮的。如果是切好的山药，则要选择切开处呈白色的。

洋甘菊豆浆 ▶ 缓解过敏性鼻炎

材料

洋甘菊 20克　　黄豆 80克　　清水 适量

做法

1. 将黄豆洗净在清水中浸泡6～8小时，泡至发软备用；洋甘菊洗净备用。
2. 将泡好的黄豆和洋甘菊一起放入豆浆机，加水煮至洋甘菊豆浆做好。
3. 将打出的洋甘菊豆浆过滤后，按个人口味趁热加糖调味，不宜吃糖者，可用蜂蜜代替。

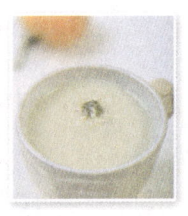

养生功效

甘菊味甘、苦、微寒，甘寒滋阴，苦寒清热，药用可以疏散风热，清热解毒。现代药理研究发现，甘菊含有一种成分可以起到抗过敏作用。而洋甘菊的性能更为温柔、清凉，抗过敏作用稍强。豆浆致敏概率较小，如果服牛奶而觉皮肤不适的朋友可以换为饮用豆浆。所以这款用洋甘菊和黄豆制成的豆浆，对于过敏性鼻炎有一定的缓解作用。

贴心提示

女性应注意勿过量食用，因为洋甘菊有通经效果，孕妇避免食用。

白萝卜糯米豆浆

抑制鼻炎复发

材料

| 白萝卜 30克 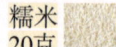 | 糯米 20克 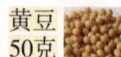 | 黄豆 50克  | 清水 适量 |

做法

❶ 黄豆洗净，在清水中浸泡6～8小时，泡至发软备用；白萝卜去皮后切成小丁，下入开水中略焯，捞出后沥干；糯米淘洗干净，浸泡2小时。
❷ 将食材一起放入豆浆机，加水煮熟。
❸ 过滤后即可饮用。

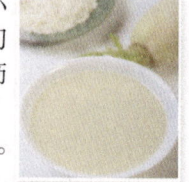

养生功效

白萝卜能够帮助人体自身产生干扰素，增加机体免疫力，所以在一定程度上能够通过提高免疫力来抑制鼻炎的复发。另外，中医认为"肺开窍于鼻"，鼻炎其实是肺出现了问题，而白色的食物能够补肺，从这个角度而言，白萝卜对于鼻炎也有一定的食疗作用。糯米味甘性温，有补中益气、补肺气的功效，也能缓解鼻炎症状。这款豆浆，具有抑制鼻炎复发的作用。

贴心提示

脾胃虚弱者，应减少饮用这款豆浆。另外，在服用参类滋补药时忌食该品，以免影响疗效。

桂圆薏米豆浆

缓解过敏性鼻炎

材料

桂圆20克　薏米30克　红豆50克　清水适量

做法

❶将黄豆洗净,在清水中浸泡6~8小时,泡至发软备用;桂圆去皮去核;薏米淘洗干净,用清水浸泡2小时。
❷将食材放入豆浆机,加水煮熟。
❸过滤后,按个人口味趁热加糖调味。不喜甜者也可不加糖。

养生功效

　　鼻炎、皮肤过敏、哮喘都与肺的"脏象"有关,包括来自外部的寒气与自身的"气虚",都会导致肺的脏象不良,从而诱发过敏症状,所以常用桂圆作药材或入药膳,适合过敏性鼻炎,哮喘缓解期的患者食用;过敏性鼻炎也可能是因为"肺脾气虚水湿泛鼻"导致,而薏米能够健脾利湿,抗过敏的效果不错。因此,这款桂圆、薏米和黄豆组成的豆浆能缓解过敏性鼻炎。

贴心提示

　　容易流鼻血与正值过敏性鼻炎发作期的人不宜食用。

缓解消化系统症状

厌食 >>>>>

芦笋山药青豆豆浆 ▶ 增加食欲、助消化

材料

芦笋 30克　山药 20克　青豆 20克　黄豆 30克

做法

① 黄豆、青豆洗净，浸泡6～8小时；芦笋洗净切成小段；山药去皮后切成小丁，下入开水中焯烫，捞出沥干。
② 将食材一起放入豆浆机，加水煮熟。
③ 过滤后，按个人口味趁热加糖调味。

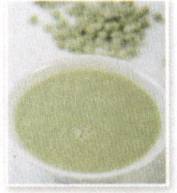

养生功效

山药含能够分解淀粉的淀粉糖化酶，胃胀时食用，有促进消化的作用；芦笋拥有鲜美芬芳的风味，能促进食欲，帮助消化。在西方，芦笋被称为"十大名菜之一"；青豆和黄豆容易消化吸收，它们搭配芦笋、山药制成豆浆，能增加食欲。

贴心提示

患有痛风者和糖尿病患者不宜多食此豆浆。

山楂绿豆浆

炎夏的开胃佳饮

材料

山楂 30克　　绿豆 70克　　清水 适量

做法

1. 将绿豆洗净,在清水中浸泡6~8小时,泡至发软备用;山楂清洗后去核,并切成小碎丁。
2. 将泡好的绿豆和山楂一起放入豆浆机,加水煮至山楂绿豆浆做好。
3. 将打出的山楂绿豆浆过滤后,按个人口味趁热加糖调味,不宜吃糖者,可用蜂蜜代替。

养生功效

山楂中含有多种维生素、山楂酸、柠檬酸、酒石酸以及苹果酸等,可以促进胃液分泌,增加胃内酶素等功能;绿豆是人们在炎热的夏季经常食用的一种食品,夏日因为天气炎热,很多人都没有什么胃口,这时就可以喝碗绿豆汤,帮助自己去除暑气,重新找回食欲。山楂搭配绿豆制作出的这款豆浆,生津止渴,消食开胃,适合夏季饮用。

贴心提示

山楂含有大量的有机酸、果酸等,空腹食用,会猛增胃酸,刺激胃黏膜,所以制作时不宜放太多。

莴笋山药豆浆

刺激消化液分泌

材料

黄豆50克　莴笋30克　山药20克　清水适量

做法

❶将黄豆洗净，在清水中浸泡6～8小时，泡至发软备用；莴笋洗净切成小段，山药去皮后切成小丁，下入开水中焯烫，捞出沥干。

❷将泡好的黄豆和莴笋、山药放入豆浆机，加水煮至莴笋山药豆浆做好。

❸过滤，按个人口味加糖调味。

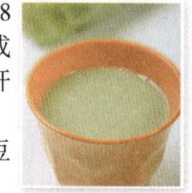

养生功效

莴笋味道清新且略带苦味，可刺激消化酶分泌，增进食欲。其乳状浆液，可增强胃液、消化腺的分泌和胆汁的分泌，从而增强各消化器官的功能，对消化功能减弱和便秘的病人尤其有利；山药可整顿消化系统，打成汁饮用，有健胃整肠的功能。莴笋、山药搭配黄豆制作出的豆浆，能够刺激消化液分泌，增加食欲。

贴心提示

有眼科疾病者宜少吃，脾胃虚寒易腹泻者忌吃，经期或产褥期女性不宜多吃。

白萝卜青豆豆浆 ▶ 健脾益胃、下气消食

材料

| 白萝卜 30克 | 青豆 20克 | 黄豆 50克 | 清水 适量 |

做法

① 黄豆、青豆洗净，在清水中浸泡6～8小时；白萝卜去皮后切成小丁，下入开水中略焯，捞出沥干。
② 将泡好的黄豆、青豆同白萝卜丁放入豆浆机，加水煮至豆浆做好。
③ 过滤后即可饮用。

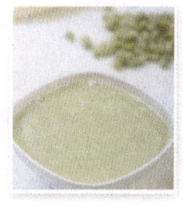

养生功效

白萝卜味甘、辛，性平、无毒。《本草纲目》上记载它的功用："宽中化积滞，下气化痰浊。"。白萝卜生吃可促进消化，除了助消化外，还有很强的消炎作用，而其辛辣的成分可促胃液分泌，调整胃肠机能。青豆和黄豆也有养护脾胃的作用，搭配上白萝卜制成的这款豆浆，具有健脾益胃、下气消食的作用。

贴心提示

白萝卜性偏寒凉而利肠，脾虚泄泻者应慎食或少食这款豆浆。单纯甲状腺肿、先兆流产、子宫脱垂等患者不宜食用。

便秘 >>>>>

苹果香蕉豆浆 ▶ 改善便秘症状

材料

苹果一个 　香蕉一根 　黄豆50克 　清水适量

做法

① 黄豆洗净,浸泡6~8小时;苹果去皮去核,切成丁;香蕉去皮切丁。
② 将食材一起放入豆浆机,加水煮熟。
③ 过滤后,按个人口味趁热加糖调味。

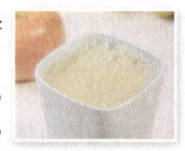

养生功效

苹果的果胶能增加肠内的乳酸菌,因此能够清洁肠道;香蕉的膳食纤维含量也很丰富,一般100克新鲜水果膳食纤维含量约1克,而香蕉则达3.1克。膳食纤维能在肠道中吸收水分,使大便膨胀,并促进肠蠕动而排便。豆浆中本身也含有高纤维,能解决便秘问题,加入苹果和香蕉后,可以增强肠胃蠕动功能,缓解便秘症状。

贴心提示

未成熟的香蕉含有大量淀粉、果胶和鞣酸,如摄入过多会引起便秘或加重便秘。

玉米小米豆浆

适宜肠胃虚弱的便秘患者

材料

| 玉米渣 25克 | 小米 25克 | 黄豆 50克 | 清水 适量 |

做法

❶ 黄豆洗净，在清水中浸泡6~8小时；玉米渣和小米洗净，浸泡2小时。
❷ 将食材一起放入豆浆机，加水煮熟。
❸ 过滤后，按个人口味趁热加糖调味。不喜甜者也可不加糖。

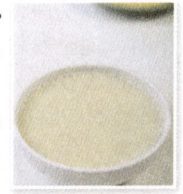

养生功效

玉米表皮含有一种食物纤维半纤维素，有利于有害物质排出体外，它还能预防大肠癌，增加肠内的有益细菌；小米含有丰富的维生素，除了有一般粮食中不含的胡萝卜素外，维生素B_1的含量更是位居所有粮食之首，苏氨酸、蛋氨酸和色氨酸的含量也比一般谷类粮食高，而碳水化合物的含量，则比大米等略低些，常食有助于消化吸收。玉米渣和小米、黄豆制成的豆浆有健脾和胃、利水通淋的功效，适合肠胃虚弱的便秘患者饮用。

贴心提示

玉米渣也可以换成玉米粒，新鲜的玉米粒，清洗后就可以同黄豆和小米一起放入豆浆机。

黑芝麻花生豆浆

润肠通便

材料

黑芝麻 20克　花生 30克　黄豆 50克　清水 适量

做法

① 将黄豆洗净，在清水中浸泡6～8小时，泡至发软备用；花生去皮；黑芝麻淘去沙粒。
② 将食材一起放入豆浆机，加水煮熟。
③ 过滤，待稍凉后加适量蜂蜜。

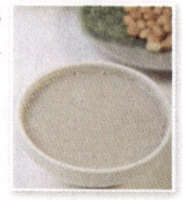

养生功效

这款豆浆中的蜂蜜和黑芝麻都是常用于治疗便秘的中药，它们都具有润肠或促进肠道运动的功能，所以通便效果较好。其中黑芝麻含脂肪油达45%～55%，不但补肝肾、益精血、润肠燥，还具有缓慢泻下的作用。蜂蜜，性味甘平，含多种糖分、多种矿物质、多种维生素、蜡质、糊精、有机酸等，具有很强的滋润作用。另外，花生所含的油脂具有润肠通便的作用。因此，黑芝麻、花生、黄豆再配上蜂蜜的豆浆，能够起到润肠通便的作用。

贴心提示

花生包含的油脂需要较多的胆汁来消化，所以，胆囊切除者不宜喝这款豆浆。

薏米燕麦豆浆

缓解老年人便秘

材料

薏米 10克　燕麦 40克　黄豆 50克　清水 适量

做法

❶ 将黄豆洗净,在清水中浸泡6~8小时,泡至发软备用;薏米、燕麦淘洗干净,分别用清水浸泡2小时。
❷ 将食材一起放入豆浆机,加水煮熟。
❸ 过滤后,加适量白糖调味。

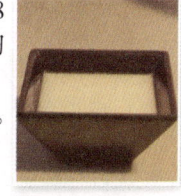

养生功效

　　燕麦热量比米饭、面食低,富含纤维质,可增加饱足感。燕麦中含有β-聚葡萄糖,更可促进肠胃蠕动消化,减少肠胃负担,改善中老年人便秘情形。此外,老年病患牙齿多数不好,会造成营养素摄取不够均衡。燕麦富含纤维和蛋白质,可帮助老年人摄取较完整营养素。因此用燕麦和黄豆制成的豆浆,在缓解老年人便秘的同时,还能给他们补充比较完整的营养成分。这款豆浆再加上富含膳食纤维的薏米,缓解便秘的作用会变得更为有效。

贴心提示

　　燕麦一次不宜吃得太多,推荐量为每人每次40克,吃多了会造成胃痉挛或胀气。

胃病 >>>>>

大米南瓜豆浆 ▶ 养护脾胃

材料

南瓜 30 克　　大米 20 克　　黄豆 50 克　　清水适量

做法

1. 将黄豆洗净,在清水中浸泡 6～8 小时;南瓜去皮,洗净切成小碎丁;大米淘洗干净,用清水浸泡 2 小时。
2. 将食材一起放入豆浆机,加水煮熟。
3. 过滤后即可饮用。

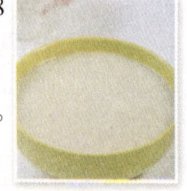

养生功效

　　大米具有补脾、和胃的功效,米汤能够刺激胃液的分泌,有助于消化。南瓜含有大量维生素、矿物质,能够增强肠胃蠕动力;南瓜中含有的果胶能够保护胃肠道黏膜,有促进溃疡面愈合的作用;黄豆具有健脾宽中的作用。该豆浆中有了大米和南瓜的共同作用,对养护脾胃很有帮助。

贴心提示

　　豆浆过滤时,因为南瓜的絮状肉会影响出浆,可用筷子搅拌。过滤物可以加面粉、葛粉、鸡蛋制成松软可口的烙饼。

红薯大米豆浆 ▶ 养胃去积

材料

红薯 30克 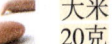　大米 20克 　黄豆 50克 　清水 适量

做法

❶ 将黄豆洗净,在清水中浸泡6~8小时,泡至发软备用;红薯去皮、洗净,之后切成小碎丁;大米淘洗干净,用清水浸泡2小时。

❷ 将泡好的黄豆、大米和切好的红薯丁一起放入豆浆机,加水煮至红薯大米豆浆做好。

❸ 将打出的红薯大米豆浆过滤后即可饮用。

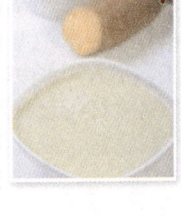

养生功效

红薯本身养胃,其富含的膳食纤维能消食化积,增加食欲。但红薯能促进胃酸分泌,所以平时胃酸过多,常感觉反酸、胃灼热的人不宜吃;大米也具有健脾养胃的功效。平时人们喜欢用红薯和大米做成粥,实际上它们二者和黄豆搭配制成的豆浆,也有健脾暖胃的功效。

贴心提示

红薯在胃中产生酸,所以胃溃疡及胃酸过多的人不宜饮用这款豆浆。

莲藕枸杞豆浆

温补脾胃

材料

莲藕 40克　枸杞 10克　黄豆 50克　清水 适量

做法

① 黄豆洗净，在清水中浸泡6～8小时；枸杞用温水泡开；莲藕去皮后切成小丁，下入开水中略焯，捞出后沥干。
② 将食材一起放入豆浆机，加水煮熟。
③ 过滤后，按个人口味加糖调味。

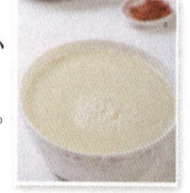

养生功效

莲藕含有鞣质，有一定健脾止泻作用，能增进食欲，促进消化，开胃健中。不过，生藕性寒，甘凉入胃，对肠胃虚弱的老年人来说，可能还会有一定的刺激作用。而把藕加工至熟后，其性由凉变温，就会对脾胃有益。尤其是将藕用豆浆机磨过后，更是老年人不可多得的食补佳品。平时脾胃不好的老年朋友，不妨多食用一些莲藕。枸杞是老年人经常用的滋补良品。莲藕、枸杞搭配黄豆制成的这款豆浆，适合老人饮用，具有温补脾胃的功效。

贴心提示

脾胃消化功能低下、胃及十二指肠溃疡患者一定要忌食莲藕，大便溏泄者也尽量不要食用莲藕。

桂花大米豆浆 ▶ 暖胃生津

材料

桂花 20克　　大米 30克　　黄豆 50克　　清水 适量

做法

❶ 将黄豆洗净，在清水中浸泡6～8小时，泡至发软备用；桂花洗净备用；大米淘洗干净，用清水浸泡2小时。

❷ 将浸泡好的黄豆、大米和桂花一起放入豆浆机中，添加清水至上下水位线之间，启动机器，煮至豆浆机提示桂花大米豆浆做好。

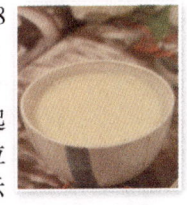

❸ 将打出的桂花大米豆浆过滤后，按个人口味趁热加糖调味，不宜吃糖者，可用蜂蜜代替。

养生功效

桂花具有解除胀气、肠胃不适的功效，经常饮用桂花做的茶，对于口臭、十二指肠溃疡、胃寒胃疼有预防治疗功效。桂花制成的浆也能减轻胀气肠胃不适，清新迷人的香味还令人神清气爽，安心宁神。大米具有补脾和胃的功效。桂花、大米和黄豆搭配做成的豆浆，味道醇香，具有暖胃生津的功效。

贴心提示

桂花宜密闭贮存，以防香气逸散或受潮霉变。

肝炎、脂肪肝

玉米葡萄豆浆 ▶ 预防脂肪肝

材料

| 甜玉米 20克 | 葡萄 6~8粒 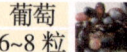 | 黄豆 50克 | 清水 适量 |

做法

1. 黄豆洗净,在清水中浸泡6~8小时;鲜玉米粒,洗净;葡萄去皮、去子。
2. 将食材一起放入豆浆机,加水煮熟。
3. 过滤,按个人口味加糖调味。

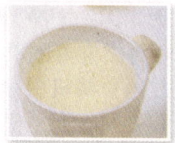

养生功效

现代研究证实,玉米中的不饱和脂肪酸,尤其是亚油酸的含量高达60%以上,它和玉米胚芽中的维生素E协同作用,可降低血液胆固醇浓度,对预防肝硬化、脂肪肝有一定的功效。葡萄具有抗炎作用,能与细菌、病毒中的蛋白质结合,令它们失去致病能力。这款豆浆,对于肝炎和脂肪肝有一定的食疗功效。

贴心提示

这款豆浆不宜与水产品同食。因为葡萄中的鞣酸易与水产品中的钙质形成难以吸收的物质,影响健康。

银耳山楂豆浆

促进胆固醇转化

材料

山楂 15克 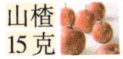　银耳 10克　黄豆 50克 　清水 适量

做法

① 将黄豆洗净,在清水中浸泡6~8小时;山楂清洗后去核,并切成小碎丁;银耳用清水泡发,洗净,切碎。
② 将泡好的黄豆和山楂、银耳放入豆浆机,加水煮至银耳山楂豆浆做好。
③ 过滤,按个人口味趁热加糖调味。

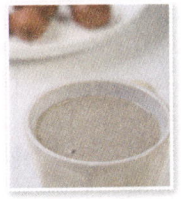

养生功效

山楂有助于胆固醇转化,而且含有熊果酸,能阻止动物脂肪在血管壁的沉积;银耳能提高肝脏解毒能力,保护肝脏功能,它不但能增强机体抗肿瘤的免疫能力,还能增强肿瘤患者对放疗、化疗的耐受力。山楂、银耳和黄豆搭配制成的这款豆浆有助于胆固醇转化,并能促进肝脏蛋白质的合成。

贴心提示

熟的银耳不宜放置时间过长,在细菌的分解作用下,其中所含的硝酸盐会还原成亚硝酸盐,对人体造成严重危害,所以,再美味的银耳食品,过夜后就不能食用了。

荷叶青豆豆浆

预防脂肪在肝脏堆积

材料

荷叶 30克　青豆 20克　黄豆 50克　清水 适量

做法

1. 将黄豆、青豆洗净，在清水中浸泡6～8小时；荷叶洗净撕成碎块。
2. 将泡好的食材放入豆浆机，加水煮熟。
3. 过滤，按个人口味趁热加糖调味，不宜吃糖者，可用蜂蜜代替。也可不加糖。

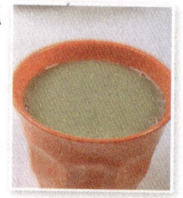

养生功效

对于肥胖引起的脂肪肝患者来说，荷叶茶是一剂减肥良药。荷叶茶是保健茶的一种，对高血压、高血脂、高胆固醇者来说，是理想的选择，有利于脂肪肝的好转；青豆富含不饱和脂肪酸以及大豆磷脂，有保持血管弹性、健脑和防止脂肪肝形成的作用；黄豆中丰富的大豆蛋白能降低血清胆固醇浓度。荷叶、青豆搭配黄豆制成的这款豆浆，可以有效预防脂肪在肝脏堆积，降低血清胆固醇浓度。

贴心提示

新鲜荷叶保存时，可以先将整张荷叶洗干净后，用保鲜膜包好冷冻起来。

苹果燕麦豆浆 ▶ 辅助治疗脂肪肝

材料

苹果一个　燕麦30克　黄豆50克　清水适量

做法

1. 将黄豆洗净，在清水中浸泡6~8小时；苹果去皮去核，并切成小碎丁；燕麦米淘洗干净，浸泡2小时。
2. 将食材一起放入豆浆机，加水煮熟。
3. 过滤后，按个人口味趁热加糖调味。

养生功效

苹果含有丰富的钾，可排除体内多余的钠盐，如每天吃3个以上苹果，即能维持正常的血压，从而有助于预防脂肪肝。苹果含有丰富的果胶，能降低血液的胆固醇浓度，具有防止脂肪聚集的作用；燕麦含有丰富的亚油酸和皂苷素，可以降低血清胆固醇和甘油三酯。有研究证实，每日只要吃50克燕麦片，就可使每100毫升血中的胆固醇含量平均下降39毫克。燕麦、苹果搭配黄豆制成的这款豆浆能够降低胆固醇浓度，辅助治疗脂肪肝。

贴心提示

苹果不需削皮，因为苹果中的维生素和果胶等有效成分大多含在表皮上。

赶走皮肤困扰

痘痘 >>>>>

黑芝麻黑枣豆浆

调理粉刺皮肤

材料

黑芝麻 10克　　黑枣 30克 　　黄豆 60克 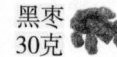　　清水 适量

做法

① 黑豆洗净，浸泡6~8小时；黑芝麻准备好；黑枣去核，洗净，切碎。
② 将食材一起放入豆浆机，加水煮熟。
③ 过滤后，按个人口味加糖调味。

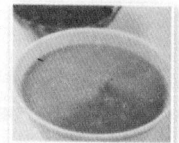

养生功效

黑芝麻能润肠治疗便秘，有滋润皮肤的作用。黑枣以含维生素C和钙质、铁质最多，多用于补血和作为调理药物，人的气血畅通，气色也会好起来。从这个方面来讲，多吃黑枣很有好处。黑芝麻、黑枣加上黑豆制成的豆浆，适合消除痘痘后调理皮肤时饮用。

贴心提示

黑枣多食会引起胃酸和腹胀，因此不应多喝。

绿豆黑芝麻豆浆 ▶ 防治脸上粉刺

材料

黑芝麻 20克 　绿豆 30克　黄豆 50克 　清水 适量

做法

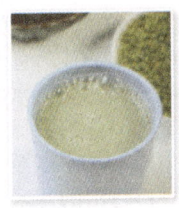

❶将黄豆、绿豆洗净,在清水中浸泡6～8小时;黑芝麻淘去沙粒。
❷将泡好的黄豆、绿豆和黑芝麻放入豆浆机,加水煮至豆浆做好。
❸将打出的绿豆黑芝麻豆浆过滤后,加糖调味。不喜甜者也可不加糖。

养生功效

绿豆属清热解毒类药物,具有消炎杀菌、促进吞噬功能等药理作用。绿豆因其含有大量蛋白质、B族维生素以及钙、磷、铁等矿物质,故有增白、淡化斑点、清洁肌肤、去除角质、抑制青春痘的功效;黑芝麻中蕴含丰富的维生素E,它对肌肤中的胶原纤维和弹力纤维有"滋润"作用,从而消除肌肤杂质,有效防止皮肤老化,让肌肤明亮、光泽、健康。绿豆和黑芝麻一起制成的豆浆可防治脸上的粉刺。

贴心提示

绿豆性凉,脾胃虚弱、体弱瘦小的人不宜食用。男子阳痿、遗精者也不宜食用绿豆黑芝麻豆浆。

薏米绿豆豆浆

适用于油性皮肤

材料

薏米 20克 绿豆 30克 黄豆 50克 清水适量

做法

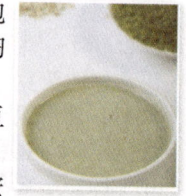

❶将黄豆、绿豆洗净,在清水中浸泡6~8小时,泡至发软备用;薏米淘洗干净,用清水浸泡2小时。
❷将泡好的黄豆、绿豆、薏米放入豆浆机,加水煮至薏米绿豆豆浆做好。
❸将打出的薏米绿豆豆浆过滤后,按个人口味趁热添加适量白糖,或等豆浆稍凉后加入蜂蜜即可饮用。

养生功效

薏米能够中和肤质,抑制油性皮肤的分泌,使人看起来清清爽爽。绿豆则有清热去火、消肿止痒等功效。薏米、绿豆和黄豆搭配制成的这款豆浆能够抑制痘痘生成,尤其适用于油性皮肤。

贴心提示

体质虚弱的人以及寒证患者不要多喝此豆浆。由于绿豆具有解毒的功效,所以正在吃中药的人也不要多喝。

海带绿豆浆

青春期的防痘饮品

材料

海带 30克　　绿豆 70克 　　清水 适量

做法

1. 将绿豆洗净,在清水中浸泡6~8小时,泡至发软备用;海带洗净,切碎。
2. 将食材放入豆浆机,加水煮熟。
3. 将打出的海带绿豆浆过滤后,按个人口味趁热加糖调味,不宜吃糖者,可用蜂蜜代替。不喜甜者也可不加糖。

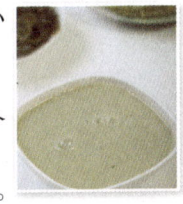

养生功效

海带也能防治痘痘。据医学科研人员发现,吃海带较多的青少年人群中,患有痤疮的人很少,因为海带中的锌元素是人体必不可少的微量元素,它不仅能增强机体的免疫功能,而且还可参与皮肤的正常代谢,使上皮细胞正常分化,减轻毛囊皮脂腺导管口的角化,有利于皮脂腺分泌物排出。绿豆具有良好的解毒效果,对汗疹、粉刺等各种皮肤问题效果极佳。这款豆浆能排毒、抑制青春痘。

贴心提示

吃海带后不要马上喝茶,也不要立刻吃酸涩的水果。

雀斑、黄褐斑

木耳红枣豆浆

调和气血、治疗黄褐斑

材料

木耳 30克　红枣 20克　黄豆 50克　清水 适量

做法

1. 将黄豆洗净,在清水中浸泡6~8小时,泡至发软备用;木耳洗净,用温水泡发;红枣洗干净,去核。
2. 将食材一起放入豆浆机,加水煮熟。
3. 过滤后,按个人口味趁热加糖调味。

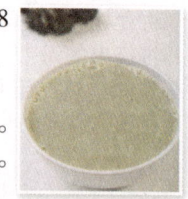

养生功效

黑木耳中铁的含量极为丰富,为猪肝的7倍多,故常吃木耳能养血驻颜,令人肌肤红润,容光焕发。黑木耳在《本草纲目》中记载,可去面上黑斑,可润肤,防止皮肤老化;大枣和中益气,健脾润肤,有助黑木耳祛除黑斑。黑木耳和红枣同煮,能治疗黄褐斑。它们搭配黄豆制成的这款豆浆具有调理气血、祛斑的功效。

贴心提示

木耳不宜与田螺同食,从食物药性来说,寒性的田螺,遇上滑利的木耳,不利于消化。

黄瓜胡萝卜豆浆 ▶ 淡化黑色素

材料

| 胡萝卜 30克 | 黄瓜 20克 | 黄豆 50克 | 清水 适量 |

做法

1. 将黄豆洗净，在清水中浸泡6~8小时，泡至发软备用；胡萝卜去皮后切成小丁，下入开水中略焯，捞出后沥干；黄瓜洗净，切成丁。
2. 将食材一起放入豆浆机，加水煮熟。
3. 过滤后即可食用。

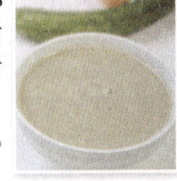

养生功效

鲜黄瓜的黄瓜酶是很强的活性生物酶，能有效促进机体新陈代谢，促进血液循环，达到润肤美容的目的。黄瓜中的维生素C还可以将肌肤中的黑色素进行还原，可起到比较好的美白效果，间接地起到了祛斑的作用。胡萝卜也能够淡化色斑，使肌肤紧致。黄瓜、胡萝卜和黄豆搭配制成的这款豆浆含有丰富的纤维丝和维生素，可以滋养皮肤，淡化黑色素。

贴心提示

脾胃虚弱、腹痛腹泻、肺寒咳嗽者都应少吃，因黄瓜性凉，胃寒患者食之易致腹痛泄泻。

养生豆浆随身查

玫瑰茉莉豆浆

适合颜色发青的黄褐斑

材料

玫瑰花 10克 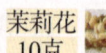　茉莉花 10克 　黄豆 80克 　清水 适量

做法

❶ 将黄豆洗净,在清水中浸泡6~8小时,泡至发软备用;玫瑰花瓣仔细洗净备用;茉莉花瓣洗净备用。
❷ 将食材一起放入豆浆机,加水煮熟。
❸ 过滤,按个人口味趁热加糖调味。

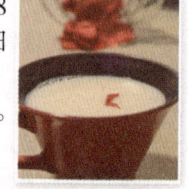

养生功效

青色是肝的颜色,如果黄褐斑颜色发青,说明肝郁。中医认为,玫瑰花味甘微苦、性温,最明显的功效就是理气解郁、活血散瘀。茉莉花也能疏肝解郁,从中医角度来看,能辅助改善情绪紧张、心情不佳,具有放松的作用。用玫瑰和茉莉搭配黄豆制成的这款豆浆,对于肝郁引起的黄褐斑有一定的效果。

贴心提示

当人肝气郁结,心情不舒畅的时候,皮肤问题就会出现。因此,若想去掉脸上的斑点,除了喝玫瑰茉莉豆浆外,还要保持一个放松、愉悦的心态。

山药莲子豆浆

适合颜色发黄的黄褐斑

材料

山药 30克 　莲子 20克 　黄豆 50克 　清水 适量

做法

1. 黄豆洗净，在清水中浸泡6~8小时；山药去皮切成小丁，下入开水中焯烫，捞出沥干；莲子洗净略泡。
2. 将食材一起放入豆浆机，加水煮熟。
3. 过滤，按个人口味趁热加糖调味。

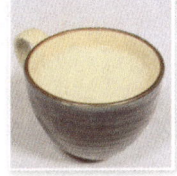

养生功效

中医认为脾的颜色是黄色的。比如，一些消化不好的孩子，或者是慢性肝病毒的人，面色就往往偏黄。如果黄褐斑的颜色发黄，多是脾虚造成的。对付这样的黄褐斑，一定要补脾。山药和莲子都是补脾餐桌上的常备食材，它们加上黄豆制成的豆浆适合脾虚的人长期食用。这种"润物细无声"的补脾方式，需要长久坚持，对于脾虚引起的黄褐斑有不错的食疗功效。

贴心提示

脾虚引起的黄褐斑除了饮用豆浆调理外，还可以服用中成药"补中益气丸"、"参苓白术丸"、"人参健脾丸"，也有祛斑的功效。

湿疹 >>>>>

薏米黄瓜绿豆浆 排出体内湿气

材料

薏米 30克　　黄瓜 20克　　绿豆 50克　　清水 适量

做法

① 将绿豆洗净，在清水中浸泡6~8小时；黄瓜削皮、洗净切丁；薏米淘洗干净，用清水浸泡2小时。
② 将食材放入豆浆机，加水煮熟。
③ 过滤后，按个人口味趁热加糖调味。

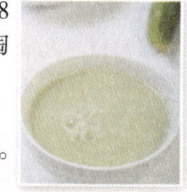

养生功效

薏米在所有的谷物中除湿效果最好，在换季时或者湿润的地方，常食薏米能够使人充满活力；黄瓜中的黄瓜酶是很强的活性生物酶，能促进机体的血液循环，起到补水润肤的作用。绿豆是天然清热消暑的食品，尤其在夏季服用，对改善湿疹也有良好的功效。这款豆浆能够排出体内湿气，缓解湿疹。

贴心提示

挑选黄瓜时，要选那些看上去细长且比较均匀的，顶花带刺，颜色新鲜的，这样的黄瓜是最新鲜的。

苦瓜绿豆浆

祛湿止痒除湿疹

材料

绿豆30克　苦瓜20克　清水适量

做法

1. 将绿豆洗净，在清水中浸泡6～8小时，泡至发软备用；苦瓜洗净，去蒂，去子，切成小丁。
2. 将食材一起放入豆浆机，加水煮熟。
3. 过滤后，按个人口味趁热加糖调味。不喜糖者也可不加。

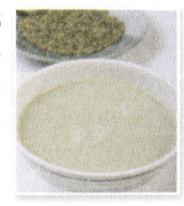

养生功效

绿豆有清热解毒、消暑生津、利水消肿的功效。据《本草纲目》记载："绿豆气味甘寒，无毒……解一切药草、牛马、金石诸毒。"意思是说，绿豆能解药中金、石、砒霜、草木诸毒。因此，可以帮助排出面部受到的工业污染；苦瓜中含有奎宁，能清热解毒，祛湿止痒，有助于预防和治疗湿疹。绿豆和苦瓜一起制成的豆浆有助于缓解湿疹症状。

贴心提示

苦瓜的味道比较苦，想去除苦味，可以在洗净苦瓜后，用盐轻轻搓一会儿。这款豆浆性寒凉，脾胃虚寒者及慢性胃肠炎患者应少食或不食。

莴笋黄瓜绿豆浆 ▶ 缓解湿疹症状

材料

莴笋30克 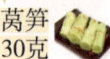 黄瓜20克 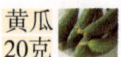 绿豆50克 清水适量

做法

① 将绿豆洗净,在清水中浸泡6~8小时,泡至发软备用;黄瓜削皮、洗净切成碎丁;莴笋洗净切成小段。
② 将食材一起放入豆浆机,加水煮熟。
③ 过滤后,按个人口味趁热加糖调味。

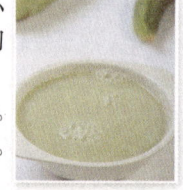

养生功效

莴笋中的钾含量大大高于钠含量,有利于体内的水电解质平衡,促进排尿,对体内因为湿气引起的湿疹有一定的治疗作用。黄瓜可以利尿,有助于清除血液中像尿酸那样的潜在有害物质。黄瓜味甘性凉,具有清热利水、解毒的功效,对胸热、利尿等有独特的功效,对除湿、滑肠、镇痛也有明显效果。莴笋、黄瓜搭配绿豆制成的这款豆浆具有利水消肿的功效,可在一定程度上缓解湿疹症状。

贴心提示

莴笋想要保存的时间长一些,可以取出已削皮的莴笋,将毛巾放在水里浸湿,把湿毛巾放在冰箱里,再将莴笋放在上面,即可防止莴笋蔫萎。

防治骨关节疾病

关节炎 >>>>>

核桃黑芝麻豆浆 ▶ 预防关节炎等疾病

材料

| 核桃仁4个 | 黑芝麻20克 | 黄豆50克 | 清水适量 |

做法

❶ 黄豆洗净，在清水中浸泡6~8小时，泡至发软备用；核桃仁碾碎；黑芝麻淘洗干净，沥干水分，碾碎。
❷ 将食材一起放入豆浆机，加水煮熟。
❸ 过滤后，按个人口味趁热加糖调味。

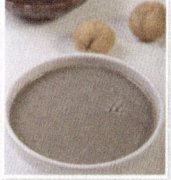

养生功效

肾主骨，即中医认为养肾可以健骨。核桃和黑芝麻都是补肾的佳品，把肾补上了，即使不吃钙片，肾会在正常时从食物中"抓取"钙质。核桃、黑芝麻与黄豆搭配制作出的豆浆，能够预防关节炎。

贴心提示

芝麻连皮一起吃不容易消化，压碎后不仅有股迷人的香气，更有助于人体吸收。

薏米西芹山药豆浆 ▶ 缓解关节肿胀

材料

- 黄豆 30克
- 薏米 20克
- 西芹 25克
- 山药 25克

做法

1. 将黄豆洗净，在清水中浸泡6~8小时；薏米淘洗干净，用清水浸泡2小时；西芹洗净，切段；山药去皮后切成小丁，下入开水中焯烫，捞出沥干。
2. 将食材一起放入豆浆机，加水煮熟。
3. 将过滤后，按个人口味趁热加糖调味，不宜吃糖者，可用蜂蜜代替。不喜甜者也可不加糖。

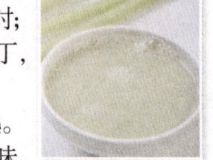

养生功效

中医认为"风寒湿邪，痹阻经脉，致使经脉不通，不通则痛"，所以中医的治疗方法重点在于祛风散寒、解痉通络、活血化瘀。薏米有利水消肿、健脾去湿等功效。西芹含有利尿有效成分，可消除体内钠潴留。山药中的黏液多糖物质与无机盐类相结合，可以形成骨质，使软骨具有一定弹性。三者搭配黄豆制成豆浆，对于缓解关节肿胀很有帮助。

贴心提示

薏米会使身体冷虚，虚寒体质者不适宜食用这款豆浆，怀孕妇女及正值经期的妇女不要食用。

苦瓜薏米豆浆

改善类风湿性关节炎

材料

- 黄豆 50克
- 苦瓜 30克
- 薏米 20克
- 清水 适量

做法

1. 将黄豆洗净,在清水中浸泡6~8小时;苦瓜洗净,去蒂,去子,切成小丁;薏米淘洗干净,用清水浸泡2小时。
2. 将食材一起放入豆浆机,加水煮熟。
3. 过滤后,按个人口味趁热加糖调味。

养生功效

风湿性关节炎可以依靠一些饮食方法来缓解。薏米具有健脾利湿的功效,可用于缓解肿胀症状;苦瓜具有清热解毒的功效,可以缓解类风湿病的症状如局部发热、发痛等。另外,它们二者加上黄豆,可以满足人体对维生素、微量元素和纤维素的需求,同时具有改善新陈代谢的功能,可起到清热解毒、消肿止痛作用,从而缓解关节局部的红肿热痛症状。苦瓜、薏米搭配黄豆制成的这款豆浆可以有效缓解类风湿病的症状。

贴心提示

关节之所以会疼痛是由于受寒,所以除了利用豆浆食疗之外,保暖也是不可忽略的。

木耳粳米黑豆浆

强身壮骨

材料

木耳 20克 | 粳米 30克 | 黑豆 50克 | 清水 适量

做法

① 将黑豆洗净，在清水中浸泡6~8小时，泡至发软备用；粳米洗净，用清水浸泡2小时；木耳洗净，用温水泡发。
② 将食材放入豆浆机，加水煮熟。
③ 过滤，按个人口味趁热加糖调味。

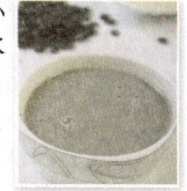

养生功效

　　黑木耳是著名的山珍，可食、可药、可补，具有提高人体免疫力的作用，可以缓解局部的红肿热痛等症状，对于风湿关节痛均有一定的缓解功效；黑豆有解毒作用，中医averkannt认为它能补肾滋阴、除湿利水，与木耳的搭配对防治关节炎症有一定的辅助疗效；粳米性味甘，淡，平和，有健脾养胃、补中益气的功效。这款豆浆，对于风湿关节炎患者来说是进补的佳品，可强身壮骨，预防骨病。

贴心提示

　　木耳的鉴别：优质木耳表面黑而光润，有一面呈灰色，手摸上去感觉干燥，无颗粒感，嘴尝无异味；假木耳看上去较厚，分量也较重。

骨质疏松 >>>>>

黑芝麻牛奶豆浆 ▶ 预防骨质疏松

材料

牛奶 150毫升  黑芝麻 15克 黄豆 60克 清水 适量

做法

❶ 将黄豆洗净,在清水中浸泡6~8小时;黑芝麻碾碎;牛奶备用。
❷ 将食材一起放入豆浆机,加水煮熟。
❸ 过滤,加入牛奶搅拌均匀,再按个人口味趁热加糖调味。

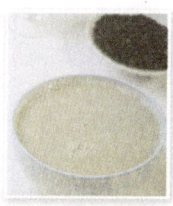

养生功效

黑芝麻钙含量特别高,有利于获得令人满意的骨峰值。牛奶中含有丰富的食物性活性钙,似比其他类型食物中的钙含量都高,是理想的人体钙质来源,既容易吸收利用又安全。牛奶中含有乳糖和维生素D,能促进钙质吸收。除此之外,牛奶中还含有丰富的蛋白质、微量元素及必需氨基酸等。这款豆浆,能加强钙的吸收、预防骨质疏松。

贴心提示

缺铁性贫血、乳糖酸缺乏症、胆囊炎、胰腺炎患者不宜饮用这款豆浆。

养生豆浆随身查

核桃黑枣豆浆 ▶ 补钙、预防骨质疏松

材料

核桃仁 2个　　黄豆 50克　　黑枣 3个　　清水 适量

做法

❶ 将黄豆洗净,在清水中浸泡6~8小时,泡至发软备用;核桃仁碾碎;黑枣洗干净后,用温水泡开。
❷ 将泡好的黄豆、黑枣与核桃仁放入豆浆机,加水煮至核桃黑枣豆浆做好。
❸ 过滤后,按个人口味趁热加糖调味。

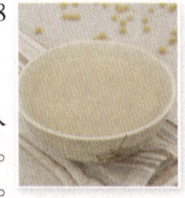

养生功效

　　核桃中的天然抗氧化剂和Ω-3脂肪酸有助于人体对矿物质如钙、磷、锌等的吸收,可以促进骨骼生长,另外Ω-3脂肪酸有助于保持骨密度,减少因自由基(高活性分子)造成的骨质疏松;黑枣中富含钙和铁,它们对防治骨质疏松有重要作用。核桃、黑枣与黄豆搭配制成的这款豆浆可以补钙、预防骨质疏松。

贴心提示

　　好的黑枣皮色应是乌亮油光,黑里泛出红色者,皮色乌黑者为次,色黑带萎者更次。

海带黑豆豆浆

补益肾气防骨病

材料

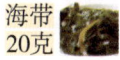 海带20克
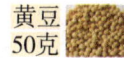 黄豆50克
 黑豆30克
 清水适量

做法

❶ 将黄豆、黑豆洗净,在清水中浸泡6~8小时,泡至发软备用;海带洗净,切碎。
❷ 将泡好的黄豆、黑豆和海带一起放入豆浆机,加水煮至海带黑豆豆浆做好。
❸ 将打出的海带黑豆豆浆过滤后,按个人口味趁热加糖调味。不喜甜者也可不加糖。

养生功效

骨质疏松并不单纯是缺钙,而是人体钙代谢出现问题,是一种全身性的代谢问题。海带中除含有大量的碘外,含钙量也很高,能促进骨骼、牙齿的生长,预防骨质疏松。黄豆营养丰富,既能补钙又能补肾。黑豆具有很好的滋阴补肾的作用。海带、黑豆、黄豆三者搭配制作出的豆浆富含钙质,补肾益气,经常饮用能够预防骨质疏松。

贴心提示

海带性寒质滑,故肾虚寒者不宜食用这款豆浆。

木耳紫米豆浆

预防骨质疏松

材料

木耳 30克　　紫米 20克　　黄豆 50克　　清水 适量

做法

1. 将黄豆洗净，在清水中浸泡6~8小时，泡至发软备用；木耳用温水泡发；紫米淘洗干净，用清水浸泡2小时。
2. 将泡好的黄豆、木耳和紫米一起放入豆浆机，加水煮至木耳紫米豆浆做好。
3. 将打出的木耳紫米豆浆过滤后，按个人口味趁热加糖调味，不宜吃糖者，可用蜂蜜代替。不喜甜者也可不加糖。

养生功效

黑木耳，色泽黑褐，质地柔软，味道鲜美，营养丰富，可素可荤，它含有较多的钙和蛋白质，能够预防骨质疏松。黄豆含黄酮甙、钙、铁、磷等，可促进骨骼生长和补充骨中所需的营养。用木耳和紫米搭配黄豆制成的这款豆浆能够有效预防骨质疏松。

贴心提示

阴虚体质者不要大量饮用木耳紫米豆浆。

缺钙 >>>>>

麦枣豆浆 ▶   补钙强身

材料

| 燕麦片 50克 | 黄豆 50克 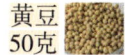 | 干枣 适量 | 清水 适量 |

做法

❶ 黄豆洗净，浸泡6～8小时；干枣洗去核；燕麦片备用。
❷ 将食材一起放入豆浆机，加水煮熟。
❸ 过滤后，按个人口味趁热加糖调味。

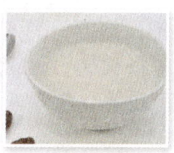

养生功效

燕麦片含钙量特别高，每100克燕麦片含钙186毫克，是玉米、大米的10倍以上。钙是构成人体骨骼的主要成分，能增强骨质，预防骨质疏松和软骨病。营养专家推荐，成年人每日需摄取800毫克的钙，而食用燕麦片可补充体内需要的钙。红枣也富含钙，对防治骨质疏松有重要作用。干枣中的钙含量比鲜枣更高。这款豆浆营养均衡，能补钙强身，适宜中老年人食用。

贴心提示

"燕麦片"和"麦片"不是一种东西。纯燕麦片是燕麦粒轧制而成，麦片则是多种谷物混合而成。

芝麻花生黑豆浆

补肾益气来补钙

材料

| 黑芝麻 20克 | 花生 20克 | 黑豆 70克 | 清水 适量 |

做法

❶将黑豆洗净，在清水中浸泡6～8小时，泡至发软备用；花生去皮，略泡，碾碎；黑芝麻碾碎。
❷将食材一起放入豆浆机，加水煮熟。
❸过滤，按个人口味趁热加糖调味。

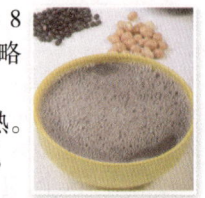

养生功效

中医认为，肾主骨，因此补钙就是补肾。黑芝麻具有补肝肾、润五脏、益气力、长肌肉的作用，可用于治疗肝肾精血不足所致的腰膝酸软、四肢乏力、步履艰难等病症。而且黑芝麻含钙量很高，是很好的补钙来源。黑豆乃"肾之谷"，是补肾佳品。黑色属水，水走肾，所以肾虚的人食用黑豆可以有效地缓解腰酸腿疼等症状。黑芝麻搭配黑豆制成的芝麻黑豆浆，不仅能够补肾，还能够补钙。

贴心提示

黑豆对健康虽有如此多的功效，但不适宜生吃，尤其是肠胃不好的人生吃会出现胀气现象。患有慢性肠炎、便溏腹泻者忌食这款豆浆。

紫菜虾皮豆浆 ▶ 促进钙吸收

材料

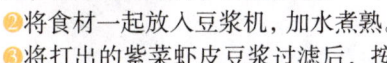

黄豆 50克　　大米 20克　　虾皮 10克　　紫菜 10克

做法

① 黄豆洗净，在清水中浸泡6~8小时；大米淘洗干净，用清水浸泡2小时；紫菜撕成小片；虾皮洗净。
② 将食材一起放入豆浆机，加水煮熟。
③ 将打出的紫菜虾皮豆浆过滤后，按个人口味趁热添加适量盐调味即可。

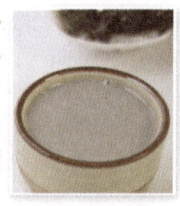

养生功效

骨质疏松症与钙有直接关系。当体内的钙丢失量多于摄入量时，骨骼就会脱钙，从而产生骨质疏松症。肠钙是体内钙代谢的主要环节之一，即钙在肠道中吸收，在骨骼中沉积，向血流中转移，从尿中排出。如果肠道对钙的吸收减少，就会影响钙向骨骼的沉积。虾皮含钙量很高，紫菜含镁量较高，两者合用，能促进钙的吸收，为身体提供充足的钙质，防治缺钙引起的骨质疏松。

贴心提示

皮肤病患者不宜饮用这款豆浆，因为紫菜和虾皮属于发物，不利于病情的恢复。

养生豆浆随身查

紫菜黑豆豆浆 ▶ 促进骨骼生长

材料

紫菜 20克　大米 30克　黑豆 20克　黄豆 30克

做法

① 将黄豆、黑豆洗净,在清水中浸泡6～8小时;紫菜洗干净;大米淘洗干净,用清水浸泡2小时。
② 将泡好的黄豆、黑豆、大米同紫菜一起放入豆浆机,加水煮至豆浆做好。
③ 过滤后,加入盐调味即可饮用。

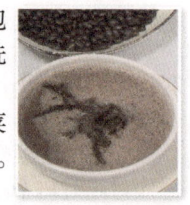

养生功效

如果人体摄入的镁偏少,会导致抽筋等肌肉问题。紫菜钙镁含量丰富,每100克中含镁105毫克、含钙量约有343毫克,适当食用更能促进钙的吸收。大米有健脾养胃、补血益气的功效,可以滋补身体。黄豆富含钙质。紫菜、黑豆、大米和黄豆搭配制成的这款豆浆有很好的补钙作用,能够促进骨骼的生长。

贴心提示

若凉水浸泡后的紫菜呈蓝紫色,说明在干燥、包装前已被有毒物所污染,这种紫菜对人体有害,不能食用。

轻松改善亚健康状况

头痛 >>>>>

香芋枸杞红豆浆 ▶   口感好的"止痛药"

材料

| 枸杞子 4枚 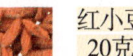 | 红小豆 20克 | 芋头 50克 | 清水 适量 |

做法

❶ 将红小豆洗净,在清水中浸泡6~8小时;芋头去皮,切小块,放入蒸锅蒸熟待用;枸杞洗净,用清水泡发。
❷ 将食材一起放入豆浆机,加水煮熟。
❸ 过滤后,加糖调味。

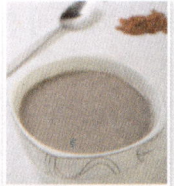

养生功效

红豆性平,有清热解毒、活血排脓,通气除烦的功效,对于缓解夏季头痛很有帮助。芋头的维生素和矿物质含量较高,具有清热化痰、消肿止痛的作用,适合夏季食用。芋头、枸杞与红豆混合打出的豆浆,口感醇厚,有很好的止痛功效。

贴心提示

饮用这款豆浆不可同时吃香蕉。

养生豆浆随身查

西芹香蕉豆浆

心情愉悦头不痛

材料

西芹 20克 　香蕉一根 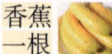　黄豆 50克 　清水适量

做法

❶将黄豆洗净,在清水中浸泡6~8小时,泡至发软备用;西芹择洗干净后,切成碎丁;香蕉去皮后,切成碎丁。
❷将食材一起放入豆浆机,加水煮熟。
❸过滤后,按个人口味趁热加糖调味。不喜糖者也可不加糖。

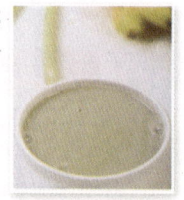

养生功效

从芹菜籽中分离出的一种碱性成分,对动物有镇静作用,有利于安定情绪,消除烦躁。香蕉中含有一种物质,能帮助人脑产生5-羟色胺,5-羟色胺可以驱散人的悲观、烦躁的情绪,增加平静、愉悦感。所以,经常饮用这款豆浆可以使人心情愉悦,预防和缓解头痛。

贴心提示

多吃香蕉会因胃酸分泌大大减少而引起胃肠功能紊乱和情绪波动过大。因此,香蕉虽然味道可口,也不可多吃,尤其是急慢性肾炎患者和肾功能不全者,更要注意。

生菜小米豆浆

  镇痛止痛、清热提神

材料

生菜 30克　小米 20克　黄豆 50克　清水 适量

做法

① 将黄豆洗净,在清水中浸泡6~8小时,泡至发软备用;生菜洗净切碎;小米淘洗干净,用清水浸泡2小时。
② 将泡好的黄豆、小米和切好的生菜一起放入豆浆机,加水煮至豆浆做好。
③ 将豆浆过滤后即可饮用。

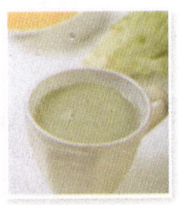

养生功效

生菜中的茎叶中含有莴苣素,故味微苦,具有镇痛催眠的作用,还可以辅助治疗神经衰弱;生菜中含有甘露醇等有效成分,有利尿和促进血液循环的作用;中医认为,小米味甘咸,有清热解渴、健胃除湿、和胃安眠等功效。小米中所含的类雌激素物质,有滋阴养血的功效,能帮助恢复体力,还能防止泛胃和呕吐。生菜、小米和黄豆搭配制成的这款豆浆具有清热提神、止痛镇痛的功效。

贴心提示

购买生菜时,要先看菜叶的颜色是否青绿,然后看茎部。茎部呈干净白色的比较新鲜。

失眠 >>>>>

核桃花生豆浆 ▶　　　安神助眠

材料

| 核桃仁 2个 | 花生仁 20克  | 黄豆 50克 | 大米 50克 |

做法

❶ 将黄豆洗净，在清水中浸泡6~8小时，泡至发软备用；大米淘洗干净，浸泡2小时；核桃仁、花生仁碾碎。
❷ 将食材一起放入豆浆机，加水煮熟。
❸ 过滤，按个人口味趁热加糖调味。

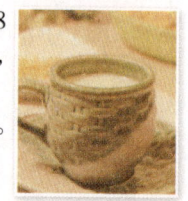

养生功效

核桃有改善睡眠质量的功效，常用来治疗神经衰弱、失眠、健忘、多梦等症状。这是因为核桃中磷的含量较多，超过各种鲜果和干果。磷是人体不可缺少的元素，是组成磷脂的必需物质，而磷脂能使大脑产生一种促进记忆的物质——乙酰胆碱。如果脑磷脂缺乏，易引起脑神经细胞膜松弛，使思维迟钝。这款豆浆，能养血健脾、安神助眠。

贴心提示

正在用药的人不要饮用这款豆浆，因为核桃仁含鞣酸，可与铁剂及钙剂结合降低药效。

百合葡萄小米豆浆 ▶ 提高睡眠质量

材料

| 鲜百合 10克  | 葡萄干 10克 | 黄豆 40克 | 小米 40克 |

做法

1. 将黄豆洗净，在清水中浸泡6~8小时，泡至发软备用；小米、葡萄干淘洗干净浸泡2小时；鲜百合洗净，分瓣。
2. 将食材一起放入豆浆机，加水煮熟。
3. 过滤后，按个人口味趁热加糖调味。

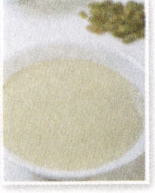

养生功效

葡萄干性平，味甘、微酸，具有补肝肾，益气血的功效。民间常用它来治疗肝肾亏虚和气血虚弱引起的失眠，疗效甚佳。经常食用，对神经衰弱和过度疲劳均有补益；百合入心经，能清心除烦，宁心安神，提高睡眠质量。百合与葡萄干加上小米和黄豆制成的这款豆浆，能够宁心安神，有效改善肝肾亏虚和气血虚弱引起的失眠。

贴心提示

葡萄干的糖分含量较高，所以糖尿病患者应当少食或者不食百合葡萄小米豆浆，另外在制作的时候葡萄干也可换成提子干，同样也有助于失眠患者食用。

养生豆浆随身查

红豆小米豆浆 ▶ 抑制中枢神经兴奋度

材料

红小豆 25 克　小米 35 克　黄豆 40 克　清水适量

做法

❶ 将黄豆、红小豆洗净,在清水中浸泡 6～8 小时,泡至发软备用;小米淘洗干净,用清水浸泡 2 小时。
❷ 将泡好的黄豆、红小豆和小米放入豆浆机,加水煮至红豆小米豆浆做好。
❸ 将打出的红豆小米豆浆过滤后,按个人口味趁热加糖调味。不喜甜者也可不加糖。

养生功效

小米、黄豆和红小豆都含有色氨酸,通过代谢,能够生成 5- 羟色胺,5- 羟色胺可以达到抑制中枢神经兴奋度的效果,使人产生困意。此外,小米含有大量淀粉,吃后容易让人产生饱腹感,可以促进胰岛素的分泌,提高进入脑内的色氨酸数量,是不可多得的助眠食物。这款豆浆具有镇静和助眠的功效。

贴心提示

购买小米时需注意,严重变质的小米,手捻易成粉状,碎米多,闻起来微有霉变味、酸臭味。

第七章
豆浆食疗方——既能祛病又饱口福

南瓜百合豆浆 ▶ 抗抑郁、安神助眠

材料

鲜百合 20克　　黄豆 50克　　南瓜 50克　　清水 适量

做法

❶ 将黄豆洗净，在清水中浸泡6~8小时，泡至发软备用；南瓜去皮后切成小块；鲜百合洗净分瓣。

❷ 将泡好的黄豆和南瓜、鲜百合放入豆浆机，加水煮至南瓜百合豆浆做好。

❸ 将打出的南瓜百合豆浆过滤后，按个人口味趁热添加适量盐和胡椒粉调味即可。

养生功效

抑郁也会影响到睡眠质量，出现睡眠障碍。南瓜是一种抗抑郁的食物，南瓜含有丰富的维生素B_6和铁，这两种营养素都能帮助身体所储存的血糖转化为葡萄糖，而葡萄糖正是脑部唯一的燃料。百合性微寒，具有清心除烦，抚慰心神的作用，南瓜和百合加上黄豆制成的豆浆，能够起到抗抑郁、安神助眠的效果。

贴心提示

轻度失眠人群可食用此豆浆进行调理，重症者应及时就医。

身体困乏 >>>>>

杏仁花生豆浆 ▶ 补充体能、缓解疲劳

材料

| 花生仁 30克 | 黄豆 50克 | 杏仁 20克 | 清水 适量 |

做法

1. 将黄豆洗净，在清水中浸泡6～8小时，泡至发软备用；杏仁碾碎备用；花生仁洗净备用。
2. 将泡好的食材放入豆浆机，加水煮熟。
3. 过滤后，按个人口味趁热加糖调味。

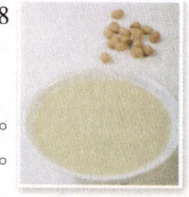

养生功效

杏仁富含蛋白质、脂肪、糖类、B族维生素、维生素P以及钙、磷等营养成分，食用杏仁及时补充营养，增强体能；花生具有很高的营养价值，内含丰富的脂肪和蛋白质，并含有硫胺素、核黄素、维生素B_3等多种维生素，矿物质含量也很丰富，有促进脑细胞发育，增强记忆的功能。这款豆浆营养丰富，能够迅速补充体能，缓解疲劳。

贴心提示

杏仁含有毒物质氢氰酸，过量服用可致中毒，所以这款豆浆不宜长期饮用。

腰果花生豆浆

消除身体疲劳

材料

花生仁 20克　腰果 20克　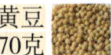黄豆 70克　清水 适量

做法

❶ 将黄豆洗净,在清水中浸泡6～8小时,泡至发软备用;花生仁洗净;腰果碾碎。

❷ 将泡好的食材放入豆浆机,加水煮至豆浆做好。

❸ 过滤后,按个人口味趁热加糖调味。

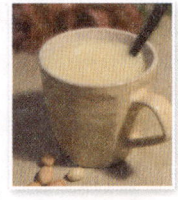

养生功效

　　花生具有很高的营养价值,能改善脑疲劳,促进脑细胞发育,增强记忆;腰果的维生素B_1含量仅次于芝麻和花生,有补充体力、消除疲劳的效果。腰果含铁量是牛肉的两倍,铁有助于给全身供氧,缺铁会导致疲劳和注意力减退。所以,饮用这款豆浆能够有效消除身体疲乏,缓解脑疲劳。

贴心提示

　　过敏体质的人吃了腰果,易引起过敏反应,严重的吃一两粒腰果,就会引起过敏性休克。为了防止产生上述现象,没有吃过腰果的人,不要多吃。

养生豆浆随身查

榛仁葡萄干豆浆 ▶ 补充体力

材料

| 榛子仁 10个 | 葡萄干 20克 | 黄豆 50克 | 清水 适量 |

做法

❶ 将黄豆洗净,在清水中浸泡6~8小时;榛子仁碾碎;葡萄干洗净。
❷ 将泡好的黄豆、绿豆和红枣放入豆浆机,加水煮至榛仁葡萄干豆浆做好。
❸ 过滤后,按个人口味趁热加糖调味。

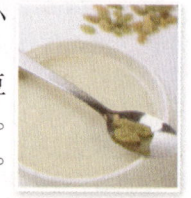

养生功效

有的人即便营养摄入很均衡,可还是很容易疲惫,这可能是缺乏镁引起的。人体超过300种生物化学反应都需要镁。榛子富含镁这种微量元素。葡萄干可补气血、暖肾,对神经衰弱和过度疲劳有较好的滋补作用。黄豆这种谷物食品在补充能量上更加持续和平稳,可缓解人的疲惫感。这款豆浆能补充体力,缓解疲惫。

贴心提示

在豆浆中加入干果可以丰富豆浆的口味,补充营养物质,但有些干果本身含有丰富的油脂,所以要注意适量。

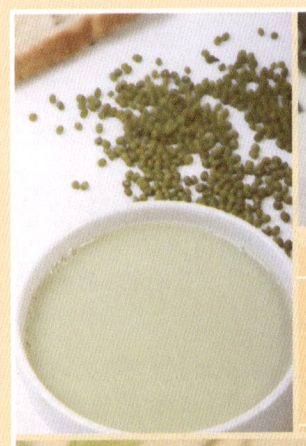
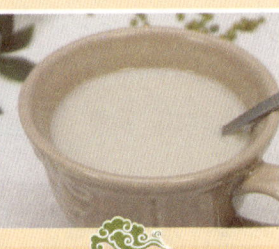

附录
养生豆浆常用食材功效速查

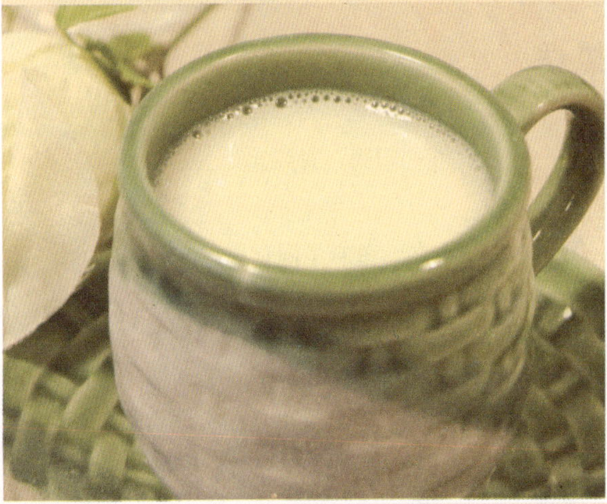

黄豆

性味归经

性平,味甘,归脾、大肠经。

食用禁忌

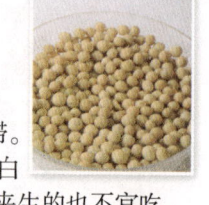

① 黄豆不宜与猪血同食,否则会气滞。
② 生黄豆含有不利于健康的抗胰蛋白酶和凝血酶,所以黄豆不宜生食,夹生的也不宜吃。

养生功效

黄豆的蛋白质含量高达40%,相当于瘦猪肉的2倍、鸡蛋的3倍、牛奶的12倍,有"植物肉"的美称。

黑豆

性味归经

性平,味甘、酸,归脾、肾经。

食用禁忌

① 黑豆不宜与人参、蓖麻子同食。
② 黑豆有解药毒的作用,同时也会降低中药功效,所以正在服中药的人忌食黑豆。

养生功效

黑豆可以有效降低甘油三酯的浓度,减少心血管疾病对人体造成的威胁。黑豆还有降血脂的效果。

附 录
养生豆浆常用食材功效速查

红豆

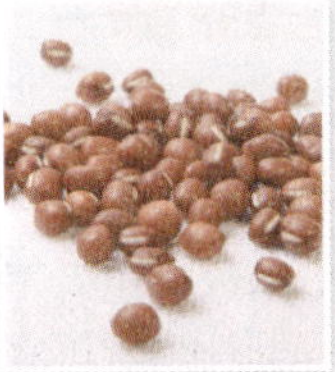

性味归经

性平，味甘、酸，归心、小肠经。

食用禁忌

❶红小豆利尿，故尿频的人应注意少吃或不吃。
❷被蛇咬伤者忌食红豆。

养生功效

红豆能通小肠利小便去肿胀，调经通乳，对女性月经不调、哺乳期女性乳汁通行不畅疗效确切。

绿豆

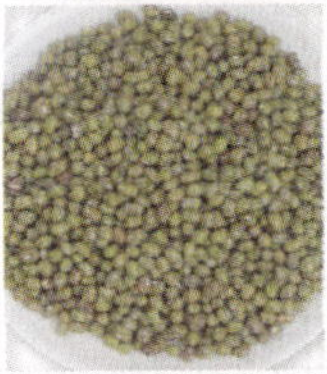

性味归经

性凉，味甘，归心、胃经。

食用禁忌

❶身体虚寒者不宜过食或久食绿豆。
❷脾胃虚寒、大便滑泄者忌食。

养生功效

绿豆有清热解毒的功效，绿豆能清暑益气、止渴利尿，不仅能给人体补充水分，还能及时补充无机盐，对维持水液电解质平衡有着重要意义。

小麦仁

性味归经

性凉,味甘,归心、脾、肾经。

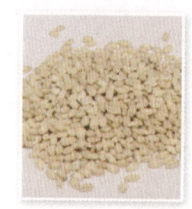

食用禁忌

❶糖尿病患者不宜过量食用小麦。
❷肝病患者不宜多吃小麦。

养生功效

小麦不仅是给人提供营养的食物,也是供人治病的药物。现代医学发现,进食全麦可降低血液循环中雌激素的含量,从而起到防治乳腺癌的功效。

薏米

性味归经

性凉,味甘、淡,归脾、胃、肺经。

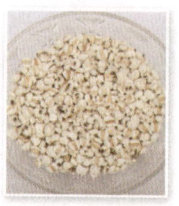

食用禁忌

❶薏米性微寒,所以并不适合单独煮粥或者单吃。
❷薏米不容易消化,老人儿童以及胃寒的人,不要多吃。

养生功效

中医上说,薏米能强筋骨、健脾胃、消水肿、去风湿、清肺热等。

附 录
养生豆浆常用食材功效速查

粳米

性味归经

性平,味甘、淡,归脾、胃经。

食用禁忌

糖尿病患者不宜多喝大米粥。

养生功效

粳米也就是大米,中医认为,大米具有健脾养胃、补血益气的良好功效。米饭,尤其是糙米饭,能够预防脚气病和皮肤粗糙症。

黑米

性味归经

性平,味甘,归脾、胃经。

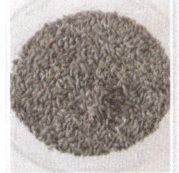

食用禁忌

病后消化能力较弱者不宜急于吃黑米。

养生功效

黑米中含膳食纤维较多,淀粉消化速度比较慢,血糖指数低,因此,吃黑米不会像吃白米那样造成血糖的剧烈波动。此外,黑米中的钾、镁等矿物质还有利于控制血压、减少患心脑血管疾病的风险。

燕麦

性味归经

性温,味甘,归脾、胃经。

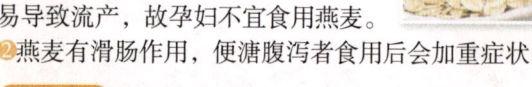

食用禁忌

❶因为燕麦有催产作用,孕妇食用后易导致流产,故孕妇不宜食用燕麦。
❷燕麦有滑肠作用,便溏腹泻者食用后会加重症状。

养生功效

燕麦味甘性凉,有补益脾胃、润肠通便的功效。

玉米

性味归经

性平,味甘,归脾、胃经。

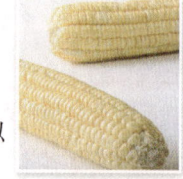

食用禁忌

❶玉米发霉后,会产生致癌物,所以发霉的玉米绝对不能食用。
❷以玉米为主食易患糙皮病。

养生功效

玉米是极好的防癌抗癌食品,所含的膳食纤维能促进肠道蠕动,减少人体肠道对有毒物质的吸收。

高粱

性味归经

性温,味甘、涩,归脾、胃经。

食用禁忌

① 尿病患者忌多食。
② 初痢者忌食用高粱米饭。

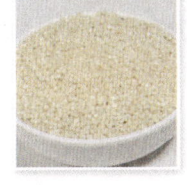

养生功效

高粱米性味甘、涩、温,无毒,能和胃、健脾、止泻,有固涩肠胃、抑制呕吐、益脾温中等功能,可用来治疗食积、消化不良、湿热等病症。

核桃

性味归经

性温,味甘,归肾、肺经。

食用禁忌

核桃含脂肪较多,一次不宜吃太多。

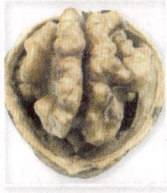

养生功效

核桃仁性味甘平、温润,具有补肾养血、润肺定喘、润肠通便的作用。

甜杏仁

性味归经
性平,味甘,归肺、大肠经。

食用禁忌
① 杏仁与猪肉相克,同食会引起腹痛。
② 杏仁与栗子相克,同食会引起胃痛。

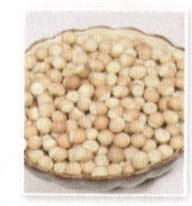

养生功效
　　甜杏仁和日常吃的干果大杏仁偏于滋润,有一定的补肺作用;它能够降低人体内胆固醇的含量,降低心脏病和很多慢性疾病的发病危险。

腰果

性味归经
性平,味甘,归脾、肾经。

食用禁忌
① 腰果油脂含量丰富,肝功能严重不良者不宜食用,痰多者不宜多食。
② 腰果热量较高,多吃易致发胖。

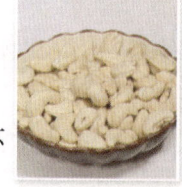

养生功效
　　腰果应存放于密封罐中,放入冰箱后冷藏保存,或者摆在阴凉、通风处,避免阳光直射。

榛子

性味归经

性平,味甘,归脾、胃经。

食用禁忌

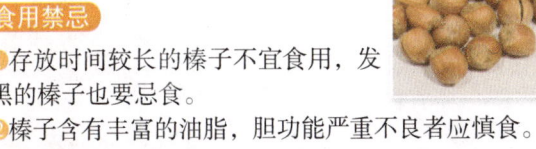

❶存放时间较长的榛子不宜食用,发黑的榛子也要忌食。
❷榛子含有丰富的油脂,胆功能严重不良者应慎食。

养生功效

榛子富含油脂,有利于脂溶性维生素在人体内的吸收,对体虚的人都有很好的补养作用。

栗子

性味归经

性温,味甘,归脾、胃、肾经。

食用禁忌

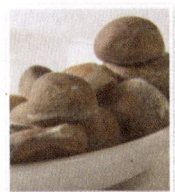

❶板栗难消化,一次不宜多食。
❷因板栗含糖分高,糖尿病患者当少食或不食。

养生功效

栗子的药用价值颇高,能补益脾胃,还能补肾。不过,补肾时生食的效果最好。

松子

性味归经

性温,味甘,归肝、肺、大肠经。

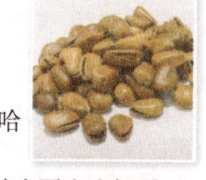

食用禁忌

❶存放时间较长的松子会产生"油哈喇"味,不宜食用。
❷有严重腹泻、脾虚、肾虚、湿痰的人要少吃松子。

养生功效

松子中的油脂含量丰富,有润肠通便的作用,并且还能润肤美容,能延缓衰老。

开心果

性味归经

性温,味甘,归肝、肺、大肠经。

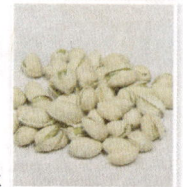

食用禁忌

❶放置时间太久的开心果不宜食用。
❷开心果中的热量较高,并含有较多的脂肪,肥胖和高血脂的人应该少吃。

养生功效

开心果中含有维生素E,有抗衰老的作用,还能增强体质。其钾含量丰富,还有一定的降压作用。

花生

性味归经

性平,味甘,归脾、肺经。

食用禁忌

胆管病、胆囊切除者不宜食用。

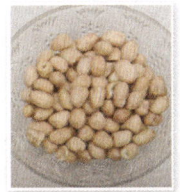

养生功效

花生有止血作用,尤其是红衣花生的止血作用很强,对多种出血性疾病都有良好的止血功效;花生中含有的白藜芦醇是肿瘤类疾病的化学预防剂,也是降低血小板聚集,防治动脉粥样硬化的化学预防剂。

黑芝麻

性味归经

性平,味甘,归肝、肾、肺经。

食用禁忌

❶黑芝麻最适合的食量:春夏二季,每天半小匙;秋冬二季,每天一大匙。
❷黑芝麻过量食用,不但不能乌发,还会引起脱发。

养生功效

黑芝麻富含维生素E,有助于头皮的血液循环。